U0211283

CHENSHI MIANBU SMAS CHUZHOUSHU TUPU

陈氏面部 SMAS除皱术 图谱

主审◎隋鸿锦

主编◎陈学善　李菲菲　王春梅　徐　华

副主编◎李艳梅　刘　晨　卿　勇　荣丹鹤　尹卫东

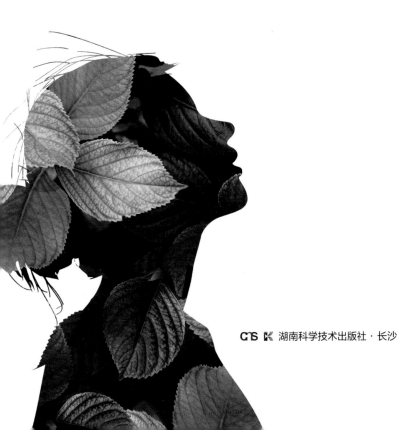

CTS K 湖南科学技术出版社 · 长沙

图书在版编目（ＣＩＰ）数据

陈氏面部 SMAS 除皱术图谱 / 陈学善等主编. — 长沙：
湖南科学技术出版社，2024.4
ISBN 978-7-5710-2535-9

Ⅰ．①陈… Ⅱ．①陈… Ⅲ．①面－整形外科学－图谱
Ⅳ．①R622-64

中国国家版本馆 CIP 数据核字 (2023) 第 196865 号

陈氏面部 SMAS 除皱术图谱

主　　编：陈学善　李菲菲　王春梅　徐　华
出 版 人：潘晓山
责任编辑：王　李
出版发行：湖南科学技术出版社
社　　址：长沙市芙蓉中路一段 416 号泊富国际金融中心
网　　址：http://www.hnstp.com
湖南科学技术出版社天猫旗舰店网址：
　　　　　http://hnkjcbs.tmall.com
邮购联系：0731-84375808
印　　刷：长沙沐阳印刷有限公司
　　　　　（印装质量问题请直接与本厂联系）
厂　　址：长沙市开福区陡岭支路 40 号
邮　　编：410003
版　　次：2024 年 4 月第 1 版
印　　次：2024 年 4 月第 1 次印刷
开　　本：710mm×1000mm　1/16
印　　张：13.25
字　　数：192 千字
书　　号：ISBN 978-7-5710-2535-9
定　　价：108.00 元
（版权所有・翻印必究）

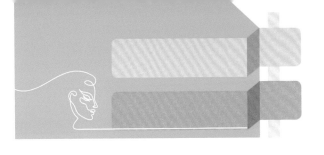

《陈氏面部SMAS除皱术图谱》编委会

主　审：隋鸿锦

主　编：陈学善　李菲菲　王春梅　徐　华

副主编：李艳梅　刘　晨　卿　勇　荣丹鹤　尹卫东

编绘人员（以姓氏汉语拼音排序）：

陈海川（中山大学）

陈山伟（烟台壹美天成医疗美容医院）

陈学善（大连瑞杰医院）

代　涛（同济医科大学附属同济医院）

代礼先（北京联合丽格整形美容医院）

付先良（湖北天门德尔美客医疗美容）

郭　健（大连智妍医疗美容）

侯兴春（辽宁抚顺美神医疗美容）

蒋劲文（金华瑞丽医疗美容）

李菲菲（大连医科大学）

李青青（大连医科大学中山学院）

李昕瑜（山东第一医科大学）

李艳梅（大连智妍医疗美容）

刘　晨（新疆生产建设兵团第七师医院）

刘洪游（昆明五华悦莱医疗美容）

梁久龙（中国人民解放军北部战区总医院）

林　峰（福建省南平市人民医院）

孟紫玥（大连医科大学中山学院）

蒲　玥（山西阳光中天医疗器械有限公司）

卿　勇（四川大学华西医院）

荣丹鹤（吉林农安伏龙泉医院）

隋鸿锦（大连医科大学）

王成元（北京中日友好医院）

《陈氏面部SMAS除皱术图谱》编委会

编绘人员（以姓氏汉语拼音排序）：

王春梅（大连医科大学附属第一医院）

王刚刚（上海韩镜医疗美容医院）

汪立东（大连精艺丽人医疗美容）

徐　华（上海交通大学医学院附属第九人民医院）

邢嘉轩（大连医科大学）

肖志波（哈尔滨医科大学附属第二医院）

袁　菊（山东省柏年整形医院）

于胜波（大连医科大学）

尹卫东（广州紫馨整形外科医院）

周安泰（大连瑞杰医院）

张林宏（西安高一生医疗美容医院）

张明兴（广州华美医疗美容医院）

张　千（大连医科大学）

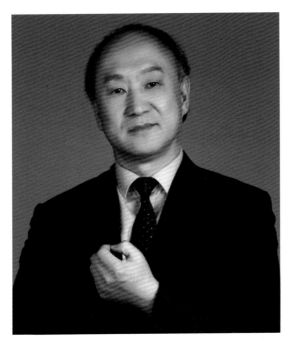

陈学善　教授

陈学善，医学硕士，法学硕士，陈氏面部SMAS除皱术研创人，大连瑞杰医院院长，主编《陈氏面部SMAS除皱术》，担任中国整形美容协会中西医结合分会SMAS除皱专业委员会主任委员、中华医学会修复重建外科专业委员会面部年轻化分委会副主任委员、中国康复医学会修复重建外科专业委员会美容外科分会副主任委员、中国医疗保健国际交流促进会整形与美容分会面部年轻化协作组副组长、中国中西医结合学会医学美容专业委员会美容解剖分会副主任委员、中国解剖学会生物组织保存与利用分会副主任委员、辽宁学苑司法鉴定中心独立司法鉴定人等职务。

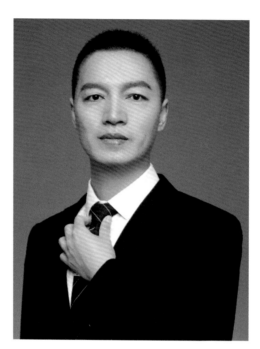

李菲菲　讲师

　　李菲菲，硕士学位，毕业于河北医科大学，人体解剖与组织胚胎学专业。现就职于大连医科大学，从事人体解剖学教学和临床应用解剖学研究工作十余年。出版专著：《人体解剖学彩色图谱》、《面部精准注射解剖学图谱》(副主编)、《陈氏面部SMAS除皱术》(副主编)。担任中国中西医结合学会医学美容专业委员会美容解剖分会常务委员、中国整形美容协会中西医结合分会SMAS除皱专业委员会常务委员、中国解剖学会生物组织保存与利用分会常务委员等社会职务。

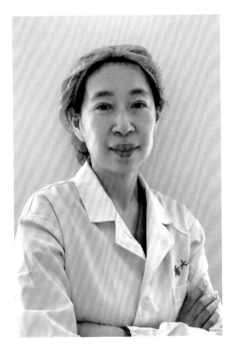

王春梅　主任医师

　　王春梅，硕士学位，主任医师，就职于大连医科大学附属第一医院麻醉科。现任辽宁省细胞生物学会麻醉与镇痛专业委员会常务理事、中国解剖学会生物组织保存与利用分会常务委员。研究方向：右美托咪定预防老年病人术后认知功能障碍研究、神经病理性疼痛机制研究、术后镇痛的信息化管理等。在研项目2项，发表SCI文章5篇。

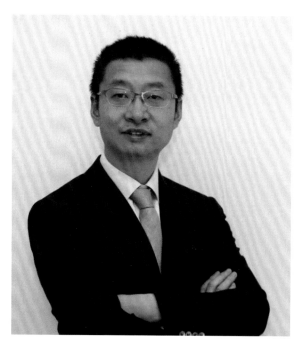

徐 华 副主任医师

徐华，上海交通大学医学院整复外科博士，美国辛辛那提大学医学院博士后，整复外科副主任医师，临床工作二十余年，专注乳房整形、显微修复重建和面部美容。现任中华医学会整形外科分会肿瘤学组委员、中华医学会整形外科分会乳房学组委员、中国非公立医疗机构协会整形与美容专业委员会乳房整形分委会委员、中国人体健康科技促进会乳房再造专业委员会委员；*Microsurgery*、*ANNALS OF PLASTIC SURGERY*等整形杂志审稿人。

序

中国的解剖界长期流传着恩格斯的一句话：没有解剖学就没有医学！但是在《恩格斯全集》当中并没有找到这句话。后来，有细心的解剖老师在《毛泽东文集》(第八卷)"关于人的认识问题"一文中发现了这句话的出处。在《毛泽东文集》当中，伟人是这样说的："恩格斯在说到医学的时候，也非常重视解剖学，医学是建立在解剖学基础上的。"

人体解剖学是医学的基础，每当临床工作中诊疗技术有了新的发展，也就对解剖学知识有了新的要求。"莫道桑榆晚，微霞尚满天"，随着医学研究的不断发展，人体解剖学这个古老学科"冬过春来枝再生，老枝新芽凤凰鸣"，不断结出新的硕果。

近年来，随着经济发展及生活水平的不断提高，人们爱美求美的愿望也不断提升，医学整形美容的事业也不断蓬勃发展。随之而来的对面部精细解剖的要求也越来越细致，整形美容解剖学这一人体解剖学的分支也呼之欲出。陈学善教授与我师出同门，都是大连医科大学解剖教研室主任张书琴教授的学生。后来我一直在大连医科大学解剖教研室做解剖老师，而陈学善教授则成为了整形外科的医生。解剖学的经历为陈学善教授后来的发展打下了深厚的基础。在对面部解剖学知识的精准掌握的基础上，经过多年的潜心研究和摸索，陈学善教授整理出其独具特色的"陈氏面部SMAS除皱术"。该除皱术以损伤小、恢复快、可以在局部麻醉下进行而令人耳目一新。在令人难忘、突如其来的三年疫情期间，陈学善教授与大连医科大学解剖学教研室于胜波教授、李菲菲老师等人克服各种困难，精心设计和举办了二十余期的面部年轻化学习班，并出版了《陈氏面部SMAS除皱术》一书，受到业界的高度好评。

作为《陈氏面部SMAS除皱术》一书的姊妹书，李艳梅医生和李菲菲老师在陈学善教授的指导下，精心解剖，精选图片，编写了这本《陈氏面部SMAS除皱术图谱》，以图片的形式对陈氏面部SMAS除皱术所涉及的相关解剖学知识以及手术的全过程进行了详述，细致入微地再现了解剖学要点和手术难点，并加以文字说明和分析。本书是全面学习和掌握陈氏面部SMAS除皱术的重要参考书，相信一定会受到整形医生以及相关的医学生的欢迎。

隋鸿锦

2023年8月12日于大连星海广场

前　言

　　本书是2022年9月1日出版的《陈氏面部SMAS除皱术》的姊妹书，是陈氏面部浅表肌腱膜系统（superficial musculoaponeurotic system，SMAS）除皱术的手术图谱。本书精选了185幅主创团队日常工作中积累的珍贵的解剖和手术照片，并配有简要的文字说明，对面部除皱手术具有非常重要的指导价值。

　　身为外科医生，要永远秉承"技术为王，品质为本"的理念，熟练掌握面部解剖是每一个整形美容外科医生应该具备的最基本也是最重要的技能。

　　如何安全有效地完成SMAS除皱术？如何在相对较短时间内了解面部除皱术的相关解剖、快速提高面部SMAS除皱的手术技能？如何在众多做SMAS除皱术的医美同行中脱颖而出、少走弯路？

　　本书以图片的形式呈现了陈氏面部SMAS除皱术的手术过程、手术难点和解剖要点，更是多年经验的沉淀。医美同行或是青年学者，通过翻阅本书，能够清晰地掌握SMAS除皱手术过程中每个面部层次、每个手术部位所涉及的解剖结构的变化，以及各解剖结构位置的恒定及变异等情况，有助于读者辨别在手术过程中较容易混淆的韧带、血管和神经等一些至关重要的解剖结构，并且配合简要的文字说明，能够让读者理解术中重要解剖结构的处理原则。

　　熟练掌握相关解剖学知识和手术技能，是操作面部SMAS除皱手术的两个关键因素。本书详尽展示了上述两个方面的内容，通过本书的学习，术者能更加有的放矢地提高手术技能，术中能更加充分地"断、舍、留"，规避一系列血管、神经损伤等并发症的发生，最终实现更加安全、有效、自然、持久的面部提升效果。因此，本书期望能够更好地推广陈氏面部SMAS除皱术，同时也让更多的求美者获得更高的满意度，实现良好的学术价值和社会价值。本书是笔者团队献给全国除皱医生的礼物。

　　本书在创作过程中难免有不足和纰漏之处，敬请同行批评指正。

陈学善

2023年7月3日于大连

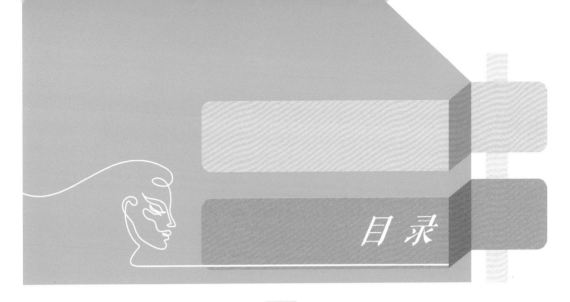

CONTENTS

目 录

目录
CONTENTS

第一章
面部解剖概述

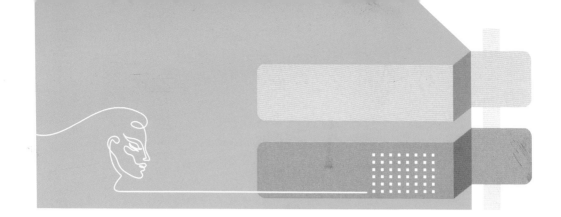

第一节
头颈部分区及体表标志

头颈部体表前面观

头部以下颌骨下缘、下颌角为界与颈部相连。头部又以眶上缘、颧弓上缘、外耳门上缘为界，分为后上方的颅部和前下方的面部。颅部前面观主要由额区构成；面部前面观主要由眶区、眶下区、颧区、鼻区、颊区、口区和颏区构成（图1-1-1）。

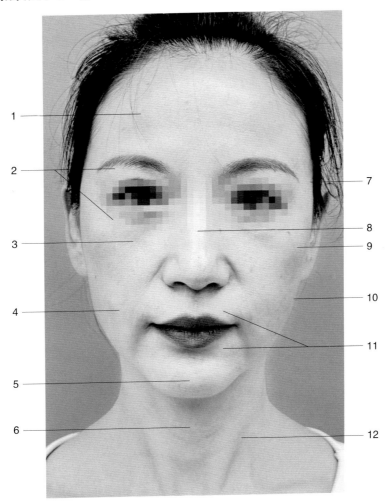

1.额区；2.眶周区；3.眶下区；4.颊区；5.颏区；6.颈前区；7.颞区；8.鼻区；9.颧区；10.腮腺咬肌区；11.口周区；12.胸锁乳突肌区。

图1-1-1 头颈部体表前面观

头颈部体表侧面观

头部以下颌骨下缘、下颌角、乳突尖、上项线的连线为界与颈部相连。头部又以眶上缘、颧弓上缘、外耳门上缘和乳突的连线为界，分为后上方的颅部和前下方的面部。颅部侧面观主要由颞区构成；面部侧面观主要由颧弓区、颧区、腮腺咬肌区和颊区构成（图1-1-2）。

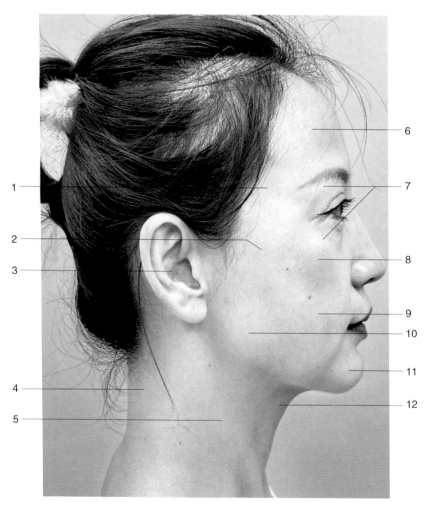

1.颞区；2.颧弓区；3.耳区；4.颈后区；5.胸锁乳突肌区；6.额区；7.眶周区；8.颧区；9.颊区；10.腮腺咬肌区；11.颏区；12.颈前区。

图1-1-2　头颈部体表侧面观

颅前面观

颅骨分为脑颅骨和面颅骨（图1-1-3）。脑颅骨位于颅的后上部，参与围成颅腔，颅前面观主要由额骨构成；面颅骨位于颅的前下部，参与构成颜面的基础，颅前面观主要由鼻骨、上颌骨、颧骨和下颌骨构成。颅的前面中部有呈梨形的梨状孔，向后通骨性鼻腔。梨状孔的外上方为容纳视器的眶，下方为骨性口腔。

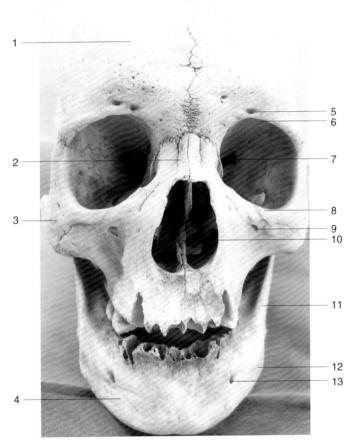

1.额骨；2.鼻骨；3.颧骨；4.下颌骨；5.眶上孔；6.眶上缘；7.眶上裂；8.眶下缘；9.眶下孔；10.鼻中隔；11.下颌支；12.下颌角；13.颏孔。

图1-1-3　颅前面观

颅侧面观

脑颅骨主要由额骨、顶骨、蝶骨、颞骨和枕骨构成；面颅骨主要由颧骨、上颌骨和下颌骨构成（图1-1-4）。其中，颧骨的颞突与颞骨的颧突结合形成颧弓。以颧弓为界，其上方为颞窝，下方为颞下窝。下颌支后上端的下颌头与颞骨的下颌窝、关节结节共同构成颞下颌关节。

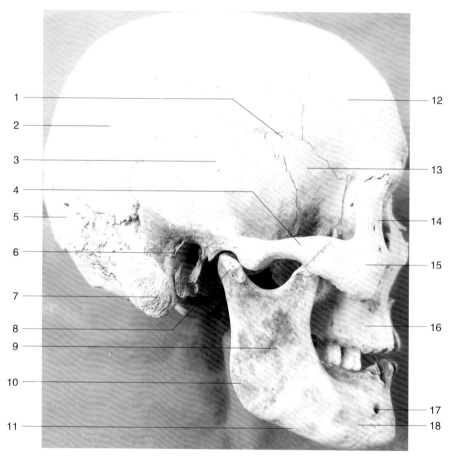

1. 翼点；2. 顶骨；3. 颞骨；4. 颧弓；5. 枕骨；6. 外耳门；7. 乳突；8. 下颌头；9. 下颌支；10. 下颌角；11. 下颌缘；12. 额骨；13. 蝶骨；14. 眶外缘；15. 颧骨；16. 上颌骨；17. 颏孔；18. 下颌骨。

图1-1-4　颅侧面观

第二节
面浅部层次及间隙

头面部层次

从层次上，是以深筋膜或骨膜为界，头面部分为浅部和深部。其中，头面浅部由浅至深又可分为5层：皮肤层、皮下组织层、浅表肌腱膜系统（superficial musculoaponeurotic system，SMAS）层、SMAS下间隙层、深筋膜或骨膜层（图1-2-1）。

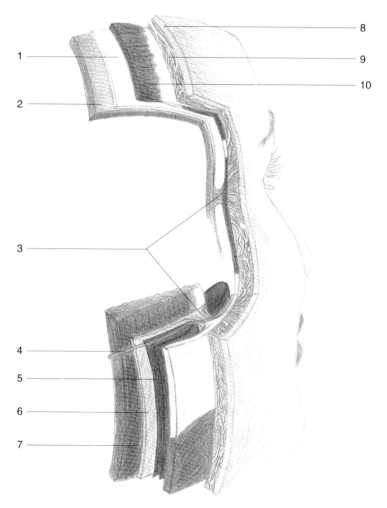

1. 骨膜层；2. 颅骨；3. 支持韧带；4. 面神经分支；5. SMAS下间隙层；6. 深筋膜（咬肌筋膜）；7. 深层肌（咬肌）；8. 皮肤层；9. 皮下组织层；10. SMAS层。

图1-2-1　头面部层次

头面侧区浅脂肪室

　　头面部浅脂肪室是皮下组织层中相对分离存在的脂肪团单位，位于皮肤的深面、SMAS的浅面。头面侧区的浅脂肪室主要包括：颞颊外侧浅脂肪室，位于颞区中、后部以及腮腺咬肌区；眶外侧浅脂肪室，位于颞区前下部以及眶外侧部；颊中浅脂肪室，位于颧区以及颊区；下颌浅脂肪室（图1-2-2、图1-2-3）。

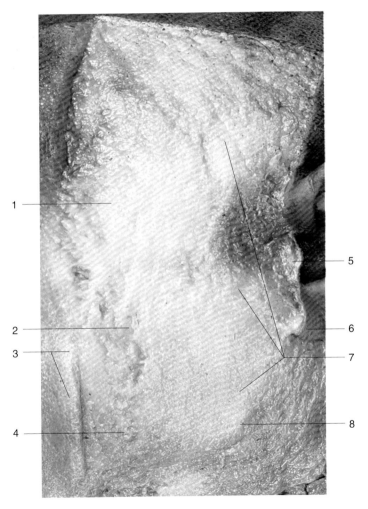

1.眶外侧浅脂肪室；2.颊中浅脂肪室；3.皮肤（向前翻开）；4.下颌浅脂肪室；5.耳屏；6.耳垂；7.颊外侧浅脂肪室；8.下颌角。

图1-2-2　头面侧区浅脂肪室（一）

在头面侧区各浅脂肪室中，有营养皮肤的动脉皮支和其相应的皮下静脉走行。此外，传导各相应区域的皮神经终末支也走行于浅脂肪室中。

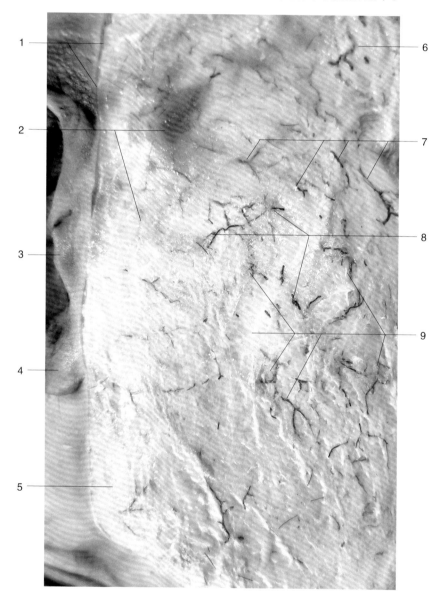

1.皮肤切缘；2.皮下组织层；3.耳屏；4.耳垂；5.下颌角；6.颞浅动脉额支的皮支；7.颧眶动脉的皮支；8.皮下静脉；9.面横动脉的皮支。

图1-2-3 头面侧区浅脂肪室（二）

头面侧区深脂肪室

面深脂肪室位于SMAS下间隙层中，各区域的脂肪含量差异较大，其中，脂肪含量较多的面深脂肪室中常有重要的血管和神经走行。位于头面侧区的深脂肪室主要有颞上深脂肪室、颞下深脂肪室和咬肌前脂肪室（图1-2-4）。颞下深脂肪室脂肪含量多，有数条面神经颞支走行于其中。腮腺筋膜与SMAS之间的SMAS下间隙层中脂肪含量极少。

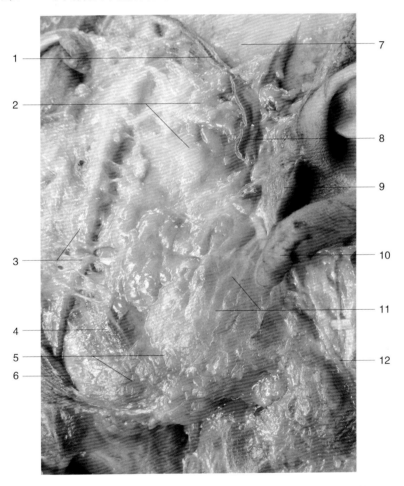

1.颞浅动脉额支；2.颞下深脂肪室；3.SMAS（向前翻开）；4.咬肌筋膜；5.咬肌前脂肪室；6.颈阔肌（向前翻开）；7.颞上深脂肪室；8.颞浅动脉；9.耳屏；10.耳垂；11.腮腺筋膜；12.耳大神经。

图1-2-4　头面侧区深脂肪室

颊脂垫颊突

颊脂垫颊突是位于颊区SMAS深面的较大的脂肪团块，周围常包被薄膜，其后方与咬肌毗邻（图1-2-5）。与腮腺导管邻近的面神经下颊支由后向前，常横跨颊脂垫颊突的表面，到达口周。

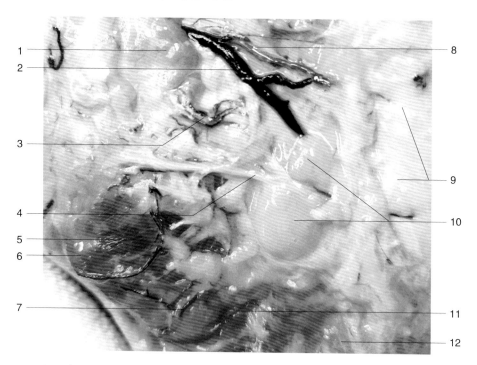

1.副腮腺；2.面横静脉；3.腮腺导管；4.面神经下颊支；5.咬肌；6.下颌角；7.咬肌前动脉；8.面横动脉；9. SMAS（向前翻开）；10.颊脂垫颊突；11.面动脉；12.颈阔肌（向前翻开）。

图1-2-5 颊脂垫颊突

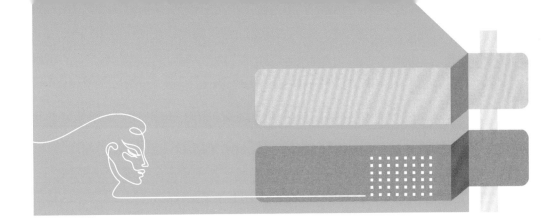

第三节
浅表肌腱膜系统

SMAS侧面观

浅表肌腱膜系统是位于面颈部皮下浅筋膜内的完整而相互延续的肌腱膜性结构，主要由浅表的表情肌以及腱膜组成。根据所含肌性成分的多少，SMAS分为肌性区、腱性区和混合性区（图1-3-1、图1-3-2）。

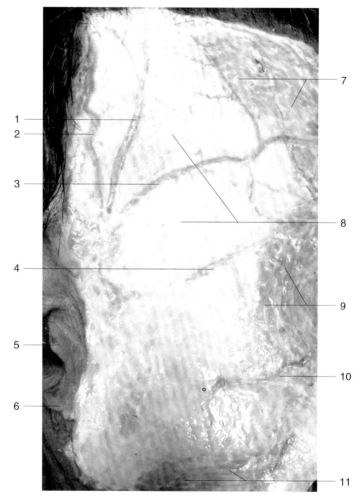

1.颞浅静脉；2.颞浅动脉顶支；3.颞浅动脉额支；4.颧眶动脉；5.耳屏；6.耳垂；7.额肌；8.颞浅筋膜；9.眼轮匝肌；10.面横动脉穿支；11.颈阔肌。

图1-3-1　SMAS侧面观（一）

面侧区的SMAS以腱膜性质为主，向上与颅顶区的帽状腱膜相续，向下与颈阔肌相接。在颞区，SMAS又称颞浅筋膜。颞浅筋膜的前下部与眼轮匝肌的眶部相延续。SMAS组成面浅部的第3层，其深面为SMAS下间隙层，为疏松结缔组织，头面部深脂肪垫即位于此间隙中。

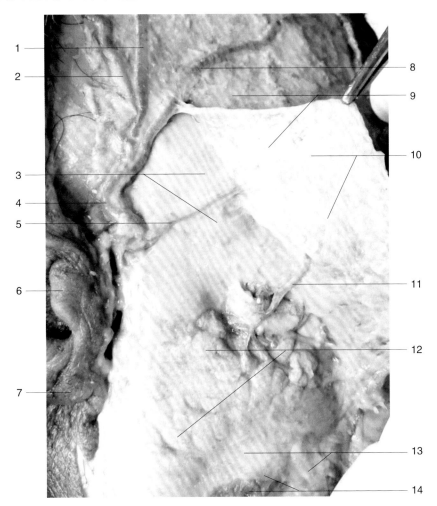

1.颞浅静脉；2.颞浅动脉顶支；3.颞中筋膜；4.颞浅动脉；5.颧眶动脉；6.耳屏；7.耳垂；8.颞浅动脉额支；9.颞浅筋膜；10. SMAS（向前翻开）；11.面横动脉穿支；12.腮腺及腮腺筋膜；13.咬肌浅间隙；14.咬肌及咬肌筋膜。

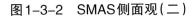

图1-3-2　SMAS侧面观（二）

颞浅筋膜

颞浅筋膜向上与颅顶帽状腱膜相连，向前与额肌、眼轮匝肌眶部相续。颞区的神经、血管的皮支位于颞浅筋膜的深面，穿颞浅筋膜后，走行至皮下组织层中（图1-3-3、图1-3-4）。

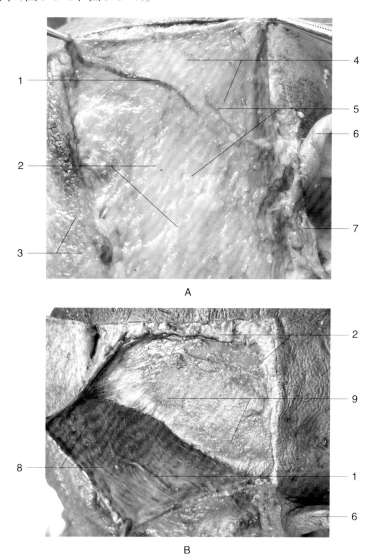

A

B

1.颞浅动脉额支；2.皮下组织；3.皮肤（向前翻开）；4.颞浅筋膜（向外上掀起）；5.耳颞神经终末支；6.耳轮；7.耳屏；8.颞浅筋膜（向下翻开）；9.颞中筋膜。

图1-3-3　颞浅筋膜（一）

右侧颞区皮瓣向前翻开，暴露颞浅筋膜，呈白色致密的腱膜。颞浅动脉及其分支由深入浅，穿颞浅筋膜后走行于皮下组织层中。

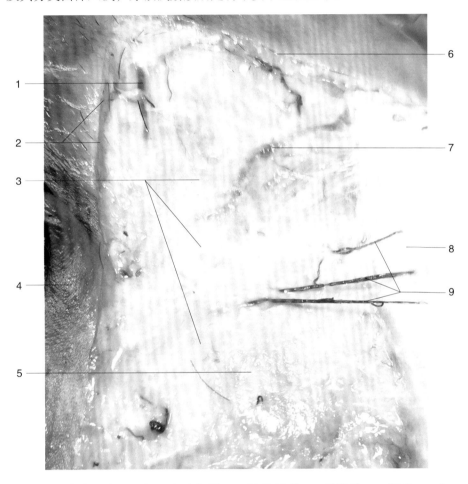

1.颞浅动脉顶支；2.颞区皮肤切缘；3.颞浅筋膜；4.耳轮脚；5.颧弓；6.皮下组织层；7.颞浅动脉额支；8.颞区皮瓣（向前翻开）；9.颧眶动脉及其分支。

图1-3-4　颞浅筋膜（二）

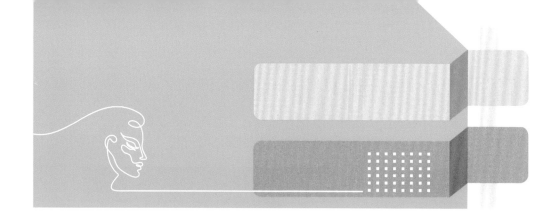

第四节

除皱术相关支持韧带

面部支持韧带

面部支持韧带分为真性韧带和假性韧带（图1-4-1，图1-4-2）。真性韧带较为致密而坚韧，其深部附着于骨膜或深筋膜，韧带的纤维束向浅层穿SMAS层后附着于皮肤的真皮；假性韧带纤细，起自SMAS层，附着于皮肤的真皮。深筋膜，其深部附着于骨膜或深筋膜，附着于皮肤的真皮。

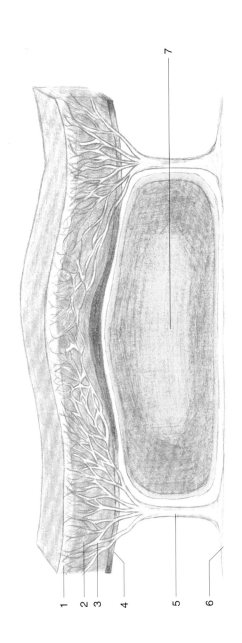

图1-4-1 面部支持韧带（一）

1. 皮肤；2. 皮下组织；3. 真性韧带皮下段；4. SMAS；5. 真性韧带SMAS下段；6. 骨膜或深筋膜；7. SMAS下间隙。

面部真性韧带主要分布于面侧区与面前区之间的过渡区域，且整体上大致呈纵向分布。由上向下包括颞部韧带附着、眶外侧增厚区、颧骨皮肤韧带、咬肌皮肤韧带和下颌骨皮肤韧带等。

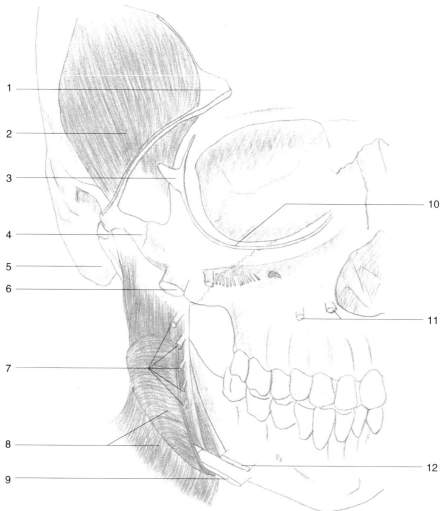

　　1.颞部韧带附着；2.颞肌；3.眶外侧增厚区；4.颧弓；5.乳突；6.颧骨皮肤韧带；7.咬肌皮肤韧带；8.颈阔肌；9.颈阔肌下颌韧带；10.眼轮匝肌支持韧带；11.上颌韧带；12.下颌骨皮肤韧带。

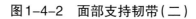

图1-4-2　面部支持韧带（二）

眶外侧增厚区

为眼轮匝肌支持韧带在眶外缘的外侧附近增厚的部分，较为致密，起自眶外缘外侧的骨膜，纤维束向浅层穿眼轮匝肌眶部后附着于眶外侧区的皮肤（图1-4-3）。

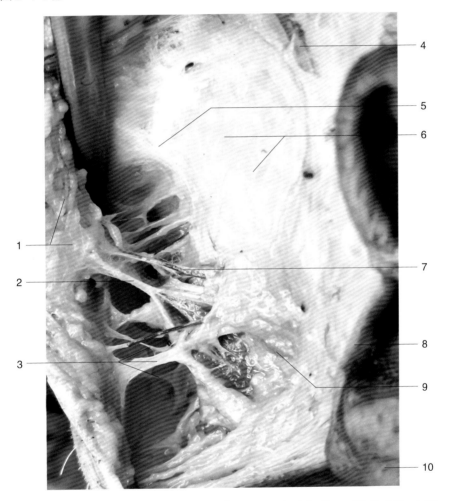

1. SMAS（向前翻开）；2.颧骨皮肤韧带；3.咬肌皮肤韧带；4.颞浅动脉；5.眶外侧增厚区；6.颞中筋膜；7.面横动脉穿支；8.耳屏；9.腮腺及腮腺筋膜；10.耳垂。

图1-4-3　眶外侧增厚区

颧骨皮肤韧带

颧骨皮肤韧带（图1-4-4）为真性韧带，由多束致密而坚韧的纤维构成，其深部附着于颧弓前端及颧骨体外下缘附近的骨膜。颧骨皮肤韧带的纤维束由深至浅，穿SMAS后附着于颧区皮肤真皮。以SMAS为界，颧骨皮肤韧带分为深部的SMAS下段（图1-4-5至图1-4-8）和浅部的皮下段（图1-4-9）。

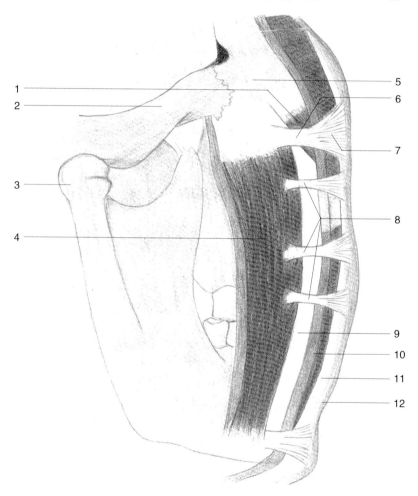

1.颧大肌；2.颧弓；3.下颌头；4.咬肌；5.颧骨；6.颧骨皮肤韧带SMAS下段；7.颧骨皮肤韧带皮下段；8.咬肌皮肤韧带；9.SMAS下间隙层；10.SMAS；11.皮下组织层；12.皮肤层。

图1-4-4 颧骨皮肤韧带

右侧颧骨皮肤韧带SMAS下段，多束坚韧而致密的纤维束附着于颧骨骨膜，向浅层穿SMAS后至皮下组织层。

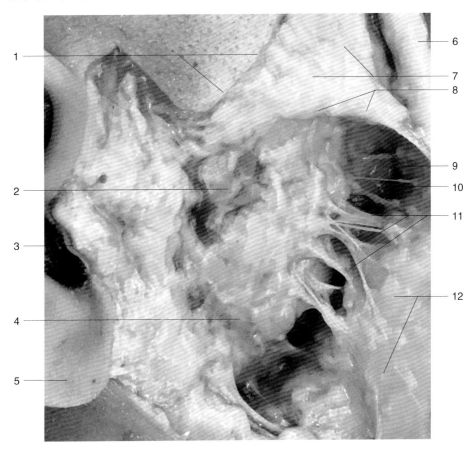

1.发际线皮肤切缘；2.颧弓；3.耳屏；4.腮腺筋膜；5.耳垂；6.颞区皮瓣（向前翻开）；7.颞区皮下组织；8.SMAS切缘；9.颧面动脉；10.颧前间隙；11.颧骨皮肤韧带SMAS下段；12.SMAS（向前翻开）。

图1-4-5 颧骨皮肤韧带SMAS下段（一）

左侧面观，颧骨皮肤韧带SMAS下段，纤维束呈簇状聚集，致密而坚韧。

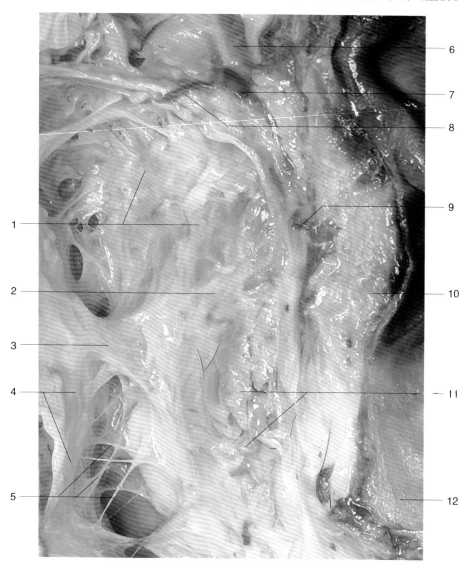

1.颞中筋膜；2.颧弓；3.颧骨皮肤韧带SMAS下段；4. SMAS（向前翻开）；
5.咬肌皮肤韧带；6.颞浅动脉；7.颞浅静脉；8.颧眶动脉；9.耳前动脉；
10.耳屏；11.腮腺及腮腺筋膜；12.耳垂。

图1-4-6 颧骨皮肤韧带SMAS下段（二）

颧骨皮肤韧带与面横动脉穿支、面神经颧支之间的位置关系较为密切。面横动脉穿支在颧骨皮肤韧带各纤维束之间由深至浅走行；且面神经颧支与面横动脉主干相伴行，由后向前穿行于颧骨皮肤韧带基底部的各纤维束之间，至面前区。

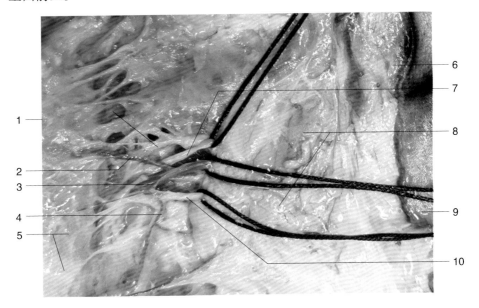

1.颧骨皮肤韧带SMAS下段；2.面横动脉穿支；3.面横动脉；4.面横动脉降支；5.SMAS（向前翻开）；6.耳屏；7.面神经颧支；8.腮腺；9.耳垂；10.面神经上颊支。

图1-4-7　颧骨皮肤韧带SMAS下段（三）

右侧面横动脉穿支SMAS下段，由深至浅走行在颧骨皮肤韧带的各纤维束之间，其近侧段穿SMAS后，走行在皮下组织层中。锐性离断颧骨皮肤韧带时，须保护面横动脉穿支。

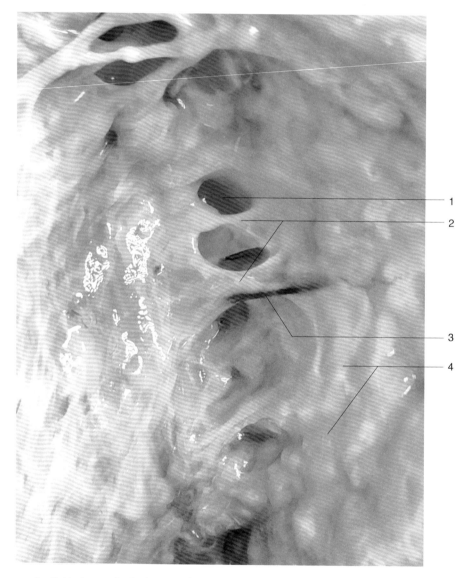

1
2

3

4

1.颧前间隙；2.颧骨皮肤韧带SMAS下段；3.面横动脉穿支SMAS下段；
4.SMAS（向前翻开）。

图1-4-8　颧骨皮肤韧带SMAS下段（四）

颧骨皮肤韧带由深入浅穿SMAS后，至皮下组织层中，称为颧骨皮肤韧带皮下段，其纤维束的末端附着于颧区皮肤的真皮。颧骨皮肤韧带皮下段纤维束相对分散而纤细（图1-4-9）。

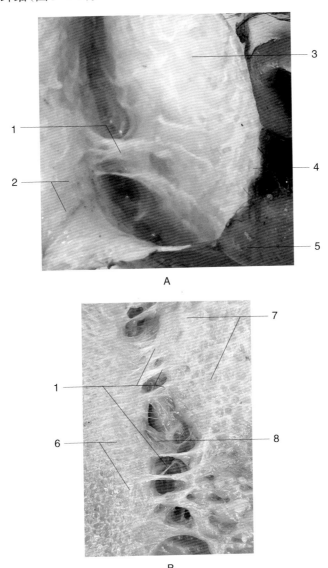

A

B

1.颧骨皮肤韧带皮下段；2.颧区皮瓣（向前翻开）；3.颞浅筋膜；4.耳屏；5.耳垂；6.皮肤真皮层（深面）；7.皮下组织层；8.面横动脉穿支皮下段。

图1-4-9　颧骨皮肤韧带皮下段

腮腺咬肌皮肤韧带

腮腺咬肌皮肤韧带，深部附着于腮腺前缘处的腮腺咬肌筋膜，其纤维束较为分散，由深至浅，穿SMAS后经皮下组织层附着于皮肤真皮（图1-4-10）。

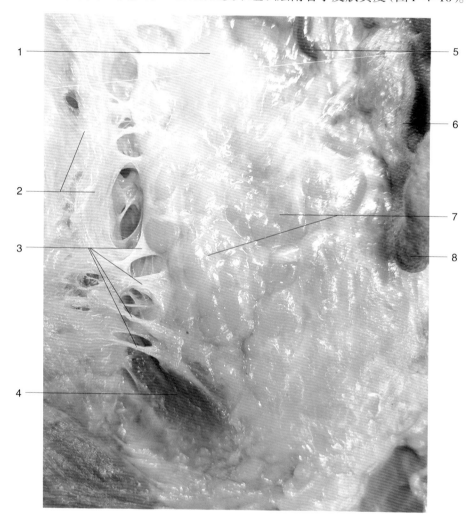

1.颞中筋膜；2. SMAS（向前翻开）；3.腮腺咬肌皮肤韧带；4.咬肌及咬肌筋膜；5.颞浅动脉；6.耳屏；7.腮腺及腮腺筋膜；8.耳垂。

图1-4-10　腮腺咬肌皮肤韧带

咬肌皮肤韧带

咬肌皮肤韧带位于咬肌前缘附近，其深部附着于咬肌筋膜，向浅层穿SMAS至皮下组织层，其末端附着于皮肤真皮。咬肌皮肤韧带呈多束纵向分散排列，各纤维束之间有面神经颊支由后向前穿过（图1-4-11至图1-4-12）。

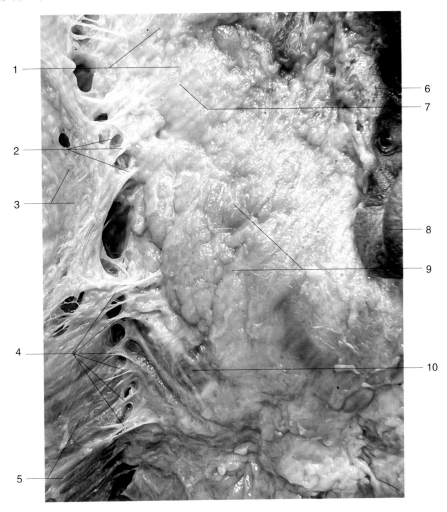

1.颞中筋膜；2.颧骨皮肤韧带；3.SMAS（向前翻开）；4.咬肌皮肤韧带；5.颈阔肌（向前翻开）；6.耳屏；7.颧弓；8.耳垂；9.腮腺及腮腺筋膜；10.咬肌及咬肌筋膜。

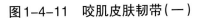

图1-4-11　咬肌皮肤韧带（一）

面侧区右侧面观，向前翻开SMAS，保留咬肌筋膜，显示咬肌皮肤韧带，各纤维束沿咬肌前缘纵向排布，其深部附着于咬肌筋膜，纤维束由深至浅，穿SMAS层后至皮下组织层。

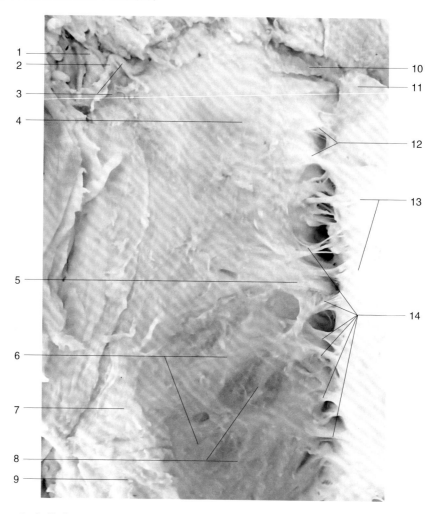

1.颞浅静脉；2.颞浅动脉；3.颧眶动脉；4.颧弓；5.腮腺导管；6.面神经颊支；7.腮腺筋膜；8.咬肌筋膜；9.下颌角；10.眼轮匝肌眶部（上半部）；11.眼轮匝肌眶部　（下半部向前翻开）；12.颧骨皮肤韧带；13.SMAS（向前翻开）；14.咬肌皮肤韧带。

图1-4-12　咬肌皮肤韧带（二）

颈阔肌耳韧带

颈阔肌耳韧带位于颈阔肌后缘与耳垂根部之间，为一增厚而致密的结缔组织结构，其下端在颈阔肌后上缘处与SMAS相接，上端附着于耳软骨（图1-4-13）。

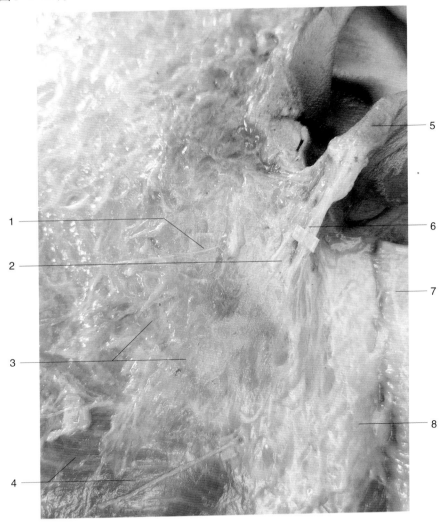

1.耳大神经前支的终末支；2.颈阔肌耳韧带；3. SMAS；4.颈阔肌；5.耳垂（向上提起）；6.耳大神经中支的终末支；7.皮肤（向后翻开）；8.皮下组织层。

图1-4-13　颈阔肌耳韧带

颈阔肌悬韧带

颈阔肌悬韧带位于下颌角附近，其深部附着于下颌角骨膜以及胸锁乳突肌筋膜，纤维束由深至浅，穿颈阔肌后附着于皮肤真皮。颈阔肌悬韧带的外侧为颈外静脉，其内侧与面神经颈支毗邻（图1-4-14）。

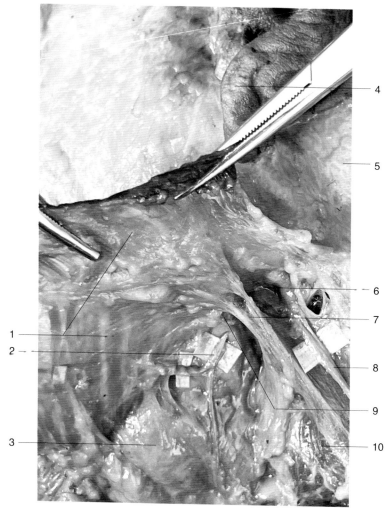

1.颈阔肌（向上翻开）；2.面神经颈支；3.下颌下腺被膜；4.耳垂（向上翻）；5.乳突；6.下颌后窝；7.颈阔肌悬韧带；8.颈外静脉；9.下颌角；10.胸锁乳突肌。

图1-4-14　颈阔肌悬韧带

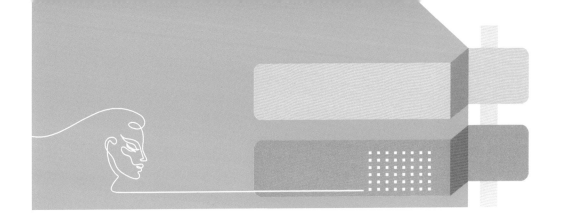

第五节

除皱术相关表情肌

头面部表情肌

面肌又称表情肌，为扁薄的皮肌，位置表浅，大多起自颅骨，止于面部皮肤，主要分布于面部的口、眼、鼻等孔裂周围，可分为环形肌和辐射肌两种，有闭合或开大上述孔裂的作用，同时牵拉皮肤表现出各种表情（图1-5-1）。

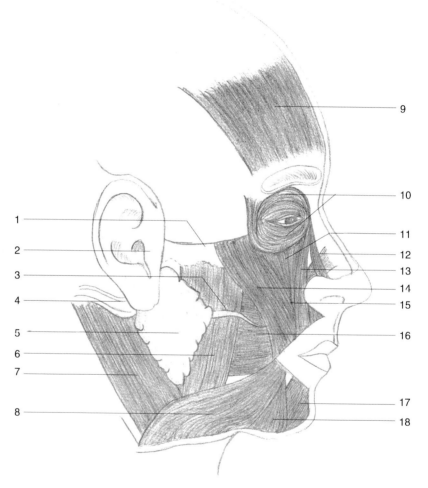

1.颧弓；2.耳屏；3.腮腺导管；4.乳突；5.腮腺；6.咬肌；7.胸锁乳突肌；8.颈阔肌；9.额肌；10.眼轮匝肌；11.提口角肌；12.提上唇鼻翼肌；13.提上唇肌；14.颧大肌；15.颧小肌；16.颊肌；17.降下唇肌；18.降口角肌。

图1-5-1　头面部表情肌整体观

额肌

额肌为菲薄扁肌，位于额区，参与组成SMAS（图1-5-2至图1-5-3）。额肌向颅顶延续为帽状腱膜；向下肌纤维与眼轮匝肌相交织；向外移行为颞浅筋膜。额肌的神经支配来自面神经颞支，损伤后出现额肌功能障碍，表现为提眉无力、额纹消失等。

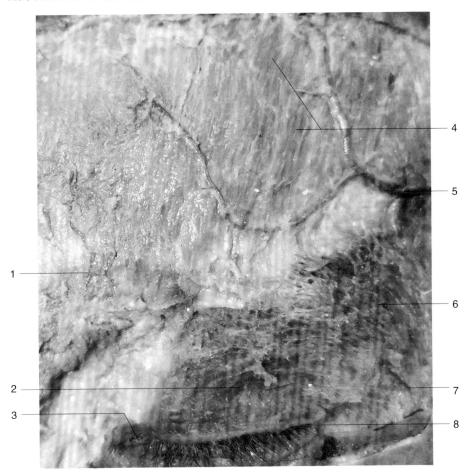

1.滑车上动脉；2.眼轮匝肌睑部；3.内眦；4.额肌；5.颞浅动脉额支；6.眼轮匝肌眶部；7.颧眶动脉；8.外眦。

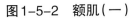

图1-5-2　额肌（一）

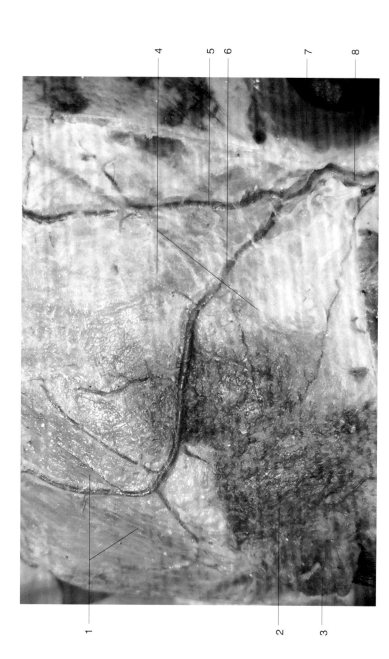

图1-5-3　额肌（二）

1. 额肌；2. 眼轮匝肌眶部；3. 眼轮匝肌睑部；4. 颞浅筋膜；5. 颞浅动脉顶支；6. 颞浅动脉额支；7. 耳轮；8. 颞浅动脉。

眼轮匝肌

眼轮匝肌位于睑裂周围，呈扁椭圆形，分为眶部和睑部（图1-5-4）。眼轮匝肌眶部位于外周，肌纤维呈环状，并参与组成SMAS，向后外方与颞浅筋膜相延续。

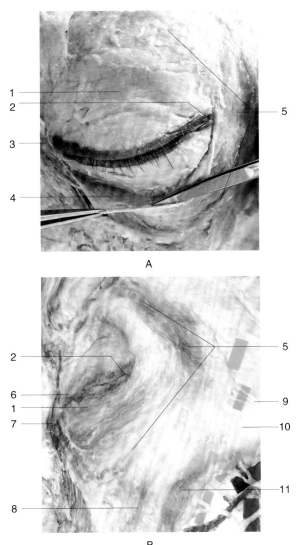

A

B

1.眼轮匝肌睑部（浅面）；2.外眦；3.内眦韧带；4.眼轮匝肌睑部（深面）；
5.眼轮匝肌眶部；6.内眦；7.内眦静脉；8.颧小肌；9.面神经颞支；10.颧骨；
11.颧大肌。

图1-5-4 眼轮匝肌

颧大肌

颧大肌呈长带状，位于颧小肌的外侧，其上端起自颧骨，肌纤维由外上向前下至口角附近（图1-5-5）。颧大肌的上半部位于SMAS的深面，部分被眼轮匝肌眶部覆盖；下半部浅出，参与组成SMAS。颧大肌下端肌纤维分散，在口角附近与口轮匝肌交织。

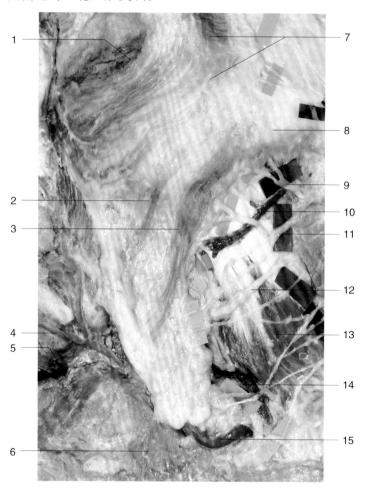

1.外眦；2.颧小肌；3.颧大肌；4.上唇动脉；5.口角；6.降口角肌；7.眼轮匝肌眶部；8.颧骨；9.面神经颧支；10.面横动脉；11.面神经上颊支；12.腮腺和腮腺导管；13.咬肌；14.面静脉；15.面动脉。

图1-5-5 颧大肌

颈阔肌

颈阔肌为扁而宽阔的表情肌，起自胸大肌和三角肌表面的深筋膜，肌纤维由下向上，覆盖大部颈前区和胸锁乳突肌区（图1-5-6至图1-5-7）。颈阔肌跨越下颌骨下缘后，肌纤维向前倾斜，并逐渐汇集至口角附近，与口轮匝肌交织。

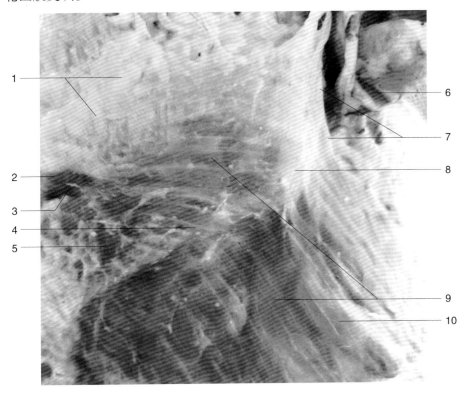

1.皮下组织；2.口轮匝肌；3.口角；4.下颌缘；5.降口角肌；6.耳垂；7.颈阔肌后缘（向上提起）；8.下颌角；9.颈阔肌；10.颈外静脉。

图1-5-6　颈阔肌（一）

右侧颈阔肌侧面观，将颈阔肌瓣剥离后向上提起。颈阔肌及其被膜参与组成SMAS。

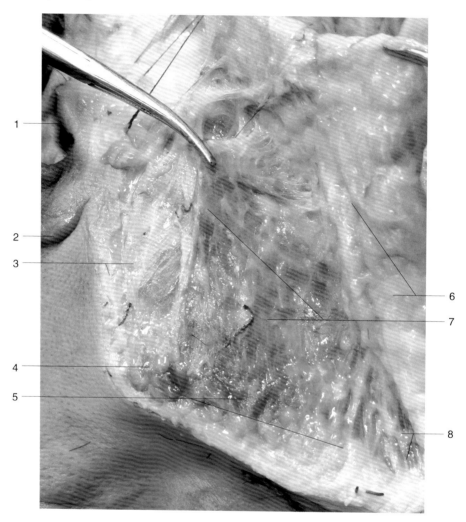

1.耳屏；2.耳垂；3.腮腺筋膜；4.下颌角；5.下颌缘；6.皮下组织；7.颈阔肌瓣（向上提起）；8.降口角肌。

图1-5-7　颈阔肌（二）

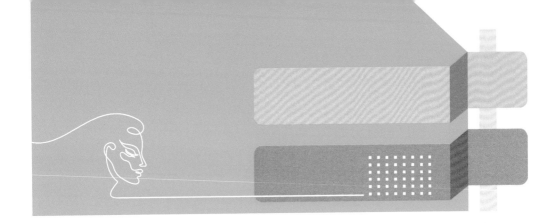

第六节

除皱术相关血管

头面侧区动脉分布

头面侧区的动脉供应来自颈外动脉。颈外动脉上行至近下颌颈高度处分为颞浅动脉和上颌动脉。上颌动脉绕下颌颈深侧进入颞下窝，发分支至面深部和颅底等处。颞浅动脉继续垂直上行，近颞下颌关节处发面横动脉；于耳屏前发耳前动脉；颧弓上缘附近发颧眶动脉；颞浅动脉约在耳郭上缘高度分为额支和顶支，额支主干继而斜向前上方走行至额区（图1-6-1）。

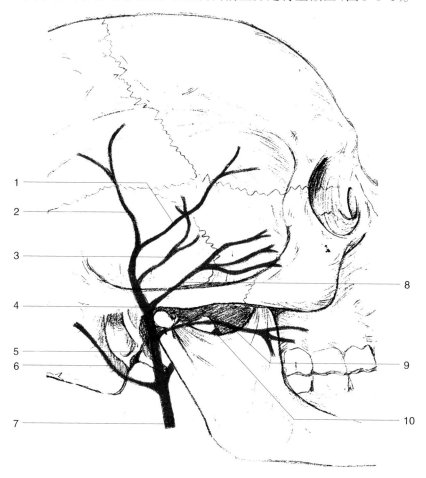

1.颞浅动脉额支；2.颞浅动脉顶支；3.颞中动脉；4.颞浅动脉；5.耳前动脉；6.耳后动脉；7.颈外动脉；8.颧眶动脉；9.面横动脉；10.上颌动脉。

图1-6-1 头面侧区动脉分布

头面侧区静脉分布

头面侧区的静脉汇集至颈外静脉和颈内静脉。颞浅静脉额支和顶支约在耳郭上缘高度汇合为颞浅静脉。颞浅静脉在耳郭前方垂直下行，中途收集颞中静脉、颧眶静脉、耳前静脉和面横静脉，约在下颌颈的高度与面深部的上颌静脉汇合为下颌后静脉。之后，下颌后静脉分为前支和后支，分别注入颈内静脉和颈外静脉（图1-6-2）。

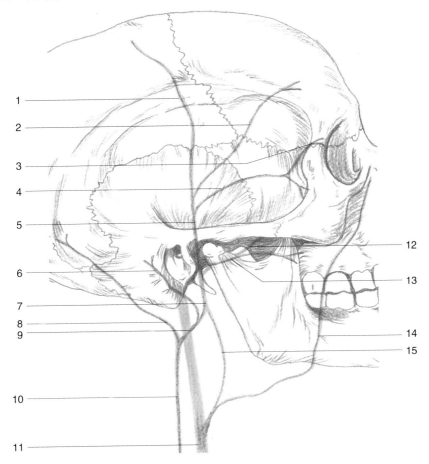

1.颞浅静脉顶支；2.颞浅静脉额支；3.哨兵静脉；4.颞中静脉；5.颞浅静脉；
6.耳后静脉；7.下颌后静脉；8.枕静脉；9.下颌后静脉后支；10.颈外静脉；
11.颈内静脉；12.上颌静脉；13.面横静脉；14.面静脉；15.下颌后静脉前支。

图1-6-2 头面侧区静脉分布

颞浅动脉

颞浅动脉为颈外动脉的终支，与颞浅静脉伴行，沿耳前迂曲上行，约平耳郭上缘高度分为额支和顶支。其中，额支斜向前上方走行至额区；顶支向后上方走行至颅顶区。此外，颞浅动脉在颧弓上缘附近发颧眶动脉，在耳郭前发耳前动脉（图1-6-3至图1-6-5）。

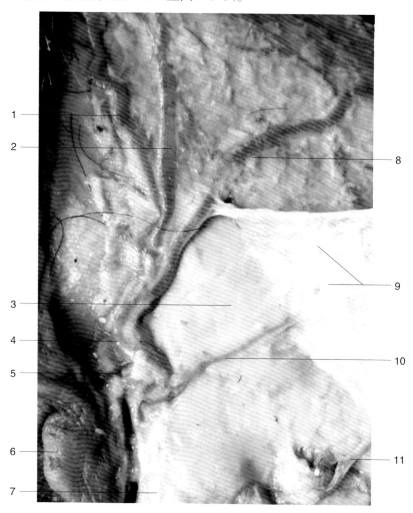

1.颞浅动脉顶支；2.颞浅静脉；3.颞中筋膜；4.颞浅动脉；5.耳前动脉；6.耳屏；7.腮腺；8.颞浅动脉额支；9.颞浅筋膜（向前翻开）；10.颧眶动脉（SMAS下段）；11.面横动脉。

图1-6-3 颞浅动脉及其终支（一）

颞浅动脉及其分支的近侧段，走行在颞浅筋膜的深面称为SMAS下段；之后，由深入浅，穿颞浅筋膜后走行至皮下组织层中，称为皮下段。

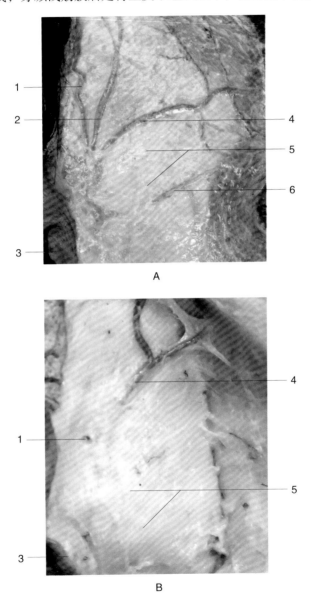

1.颞浅动脉顶支；2.颞浅静脉；3.耳屏；4.颞浅动脉额支；5.颞浅筋膜；6.颧眶动脉。

图1-6-4　颞浅动脉及其终支（二）

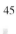

颞浅动脉分叉的位置偶见偏高，高出耳郭上缘上方2～3 cm，且额支向前上方走行的位置也出现偏高。

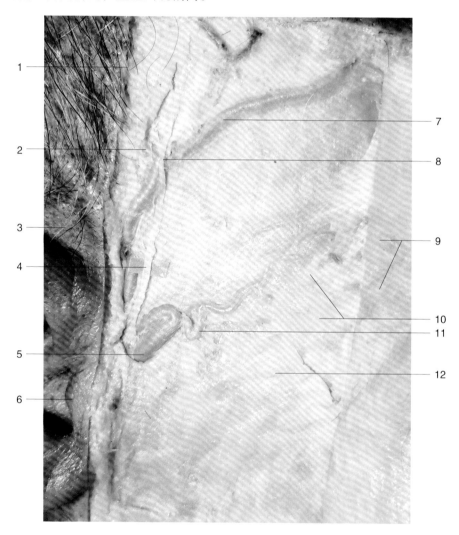

1.颞区皮肤切缘；2.颞浅动脉顶支；3.耳轮；4.耳颞神经；5.颞浅动脉；6.耳屏；7.颞浅动脉额支；8.颞浅动脉分叉处；9.颞浅筋膜（向前翻开）；10.颞中筋膜；11.颧眶动脉；12.颧弓。

图1-6-5　颞浅动脉及其终支（三）

耳前动脉

耳前动脉在颧眶动脉的起点附近起自颞浅动脉的后缘，较细小，常为2～3支。耳前动脉由前向后走行，分布至耳前部（图1-6-6）。

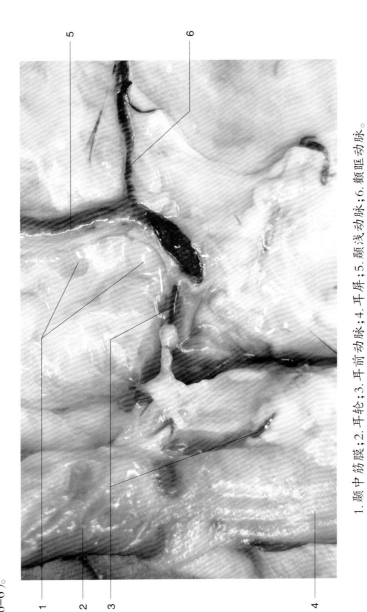

1. 颞中筋膜；2. 耳轮；3. 耳前动脉；4. 耳屏；5. 颞浅动脉；6. 颧眶动脉。

图1-6-6 耳前动脉

耳后动脉

耳后动脉起自颈外动脉，斜向后上方走行，逐渐浅出至皮下组织层。耳后动脉发数条细支至耳后部（图1-6-7）。

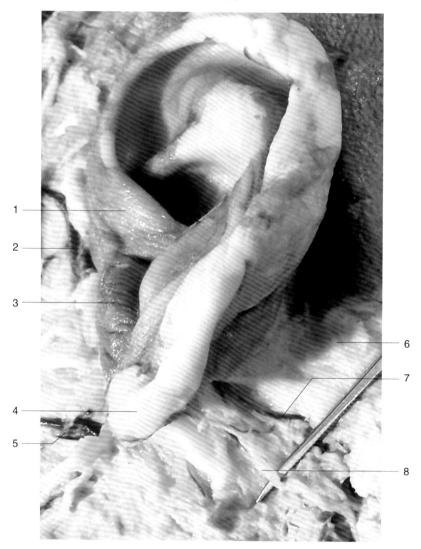

1.耳轮脚；2.颞浅动脉；3.耳屏；4.耳垂；5.面横动脉；6.乳突；7.耳后动脉分支；8.耳大神经分支。

图1-6-7 耳后动脉

颧眶动脉

颧眶动脉位于颞区下部，在颧弓上缘附近起自颞浅动脉的前缘，由后向前走行，略向上偏斜。颧眶动脉末段走行至眶区外侧部，中间发细支，分别与颞浅动脉额支以及面横动脉相吻合。此外，还发出细小的分支，营养其深面的面神经颞支（图1-6-8至图1-6-10）。

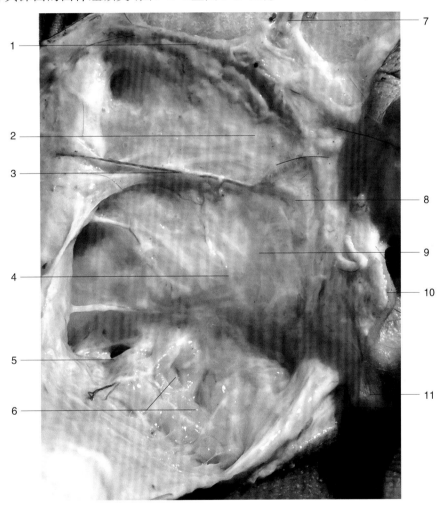

1.颞浅动脉额支；2.颞中筋膜；3.颧眶动脉；4.面神经颞支；5.面横动脉；
6.腮腺；7.颞浅动脉顶支；8.颞浅动脉；9.颧弓；10.耳屏；11.耳垂。

图1-6-8　颧眶动脉（一）

颧眶动脉的近侧段走行在颞浅筋膜的深面，即颞中筋膜内。之后，逐渐浅出，穿颞浅筋膜后，其远侧段走行在皮下组织层中。以颞浅筋膜为界，颧眶动脉的近侧段称为SMAS下段，其远侧段称为皮下段。

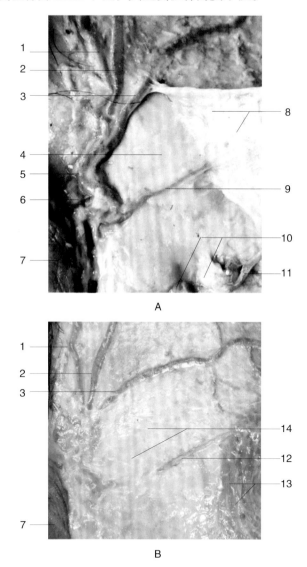

1.颞浅动脉顶支；2.颞浅静脉；3.颞浅动脉额支；4.颞中筋膜；5.颞浅动脉；6.耳前动脉；7.耳屏；8.颞浅筋膜（向前翻开）；9.颧眶动脉SMAS下段；10.腮腺；11.面横动脉；12.颧眶动脉皮下段；13.眼轮匝肌眶部；14.颞浅筋膜。

图1-6-9 颧眶动脉（二）

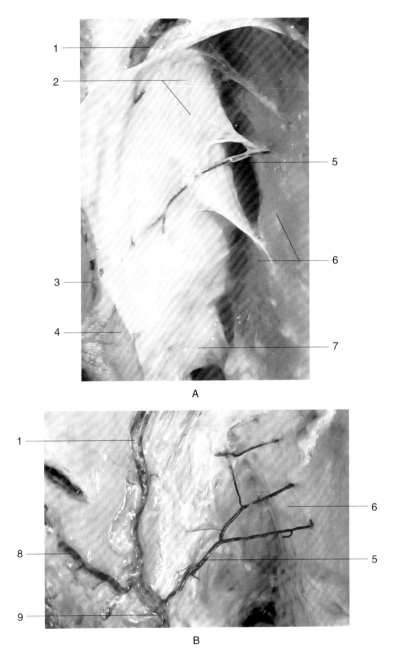

A

B

1.颞浅动脉额支;2.颞中筋膜;3.耳轮脚;4.耳屏;5.颧眶动脉;6.SMAS(向前翻开);7.颧骨皮肤韧带;8.颞浅动脉顶支;9.颞浅动脉。

图1-6-10 颧眶动脉(三)

面横动脉

面横动脉约在下颌颈高度起自颞浅动脉，沿颧弓下缘附近由后向前走行。面横动脉走行至腮腺前缘处时，位于SMAS的深面，并与面神经颧支伴行。面横动脉除发分支营养腮腺外，还发其他3个分支：升支，向上跨越颧弓后至颞区下部；降支，向前下于咬肌表面走行至颊区；穿支，由深入浅，走行在颧骨皮肤韧带纤维束间，穿SMAS后至皮下组织层；面横动脉发各分支后，其主干继续前行至面前区（图1-6-11至图1-6-12）。

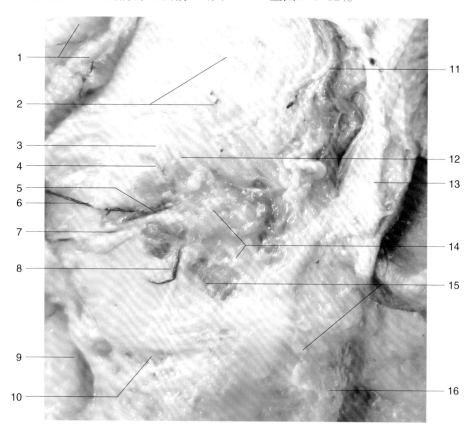

1.颞浅筋膜（向前翻开）；2.颞中筋膜；3.颧弓；4.面横动脉升支；5.面横动脉主干；6.面横动脉穿支；7.面神经颧支；8.面横动脉降支；9.颊脂垫颊突；10.面神经颊支；11.颞浅动脉；12.面神经颞支；13.耳屏；14.腮腺及腮腺筋膜；15.咬肌及咬肌筋膜；16.下颌角。

图1-6-11 面横动脉及其分支（一）

右侧面横动脉与面横静脉伴行，走行在咬肌的表面，颧弓下缘的下方，腮腺导管的上方，与面神经颧支邻近。

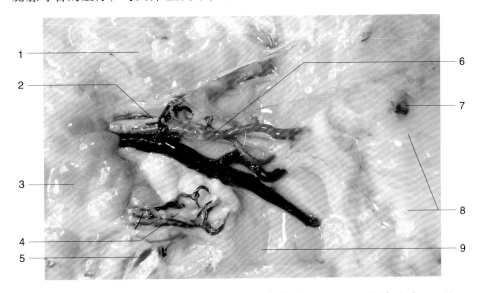

1.颧弓；2.面神经颧支；3.腮腺；4.腮腺导管；5.咬肌；6.面横动脉；7.面横动脉穿支（已切断）；8.SMAS（向前翻开）；9.颊脂垫颊突。

图1-6-12 面横动脉及其分支（二）

面横动脉穿支

　　面横动脉穿支常为1～2支，近颧骨皮肤韧带处起自面横动脉，该支由深入浅，穿SMAS后于皮下组织层中走行，其终末支分布于颧区皮肤。以SMAS为界，将面横动脉穿支分为两段：SMAS下段，从起始处至穿SMAS处；皮下段，从穿SMAS处至皮肤（图1-6-13至图1-6-16）。

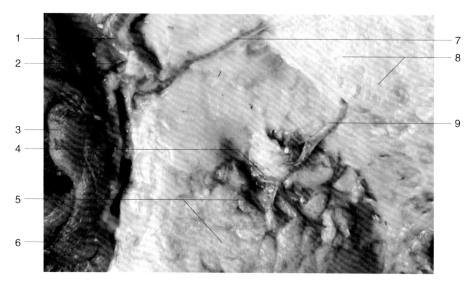

1.颞浅动脉；2.耳前动脉；3.耳屏；4.面横动脉；5.腮腺及腮腺筋膜；6.耳垂；
7.颧眶动脉；8. SMAS（向前翻开）；9.面横动脉穿支（SMAS下段）。

图1-6-13　面横动脉穿支SMAS下段（一）

面横动脉穿支SMAS下段，由深入浅，穿行于颧骨皮肤韧带各纤维束之间。除皱术中，锐性离断颧骨皮肤韧带时，需谨慎观察"藏匿"于其中的面横动脉穿支。

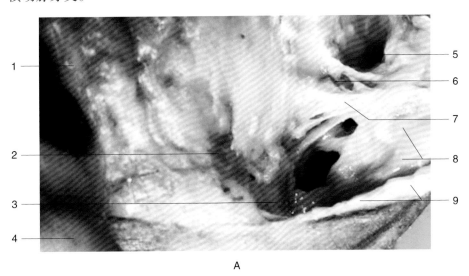

A

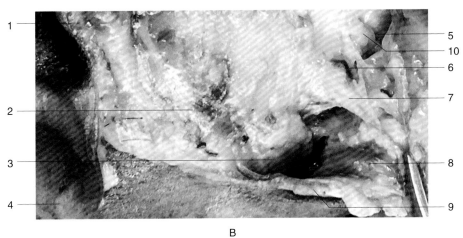

B

1.耳屏；2.腮腺及腮腺筋膜；3.咬肌及咬肌筋膜；4.耳垂；5.颧前间隙；6.面横动脉穿支（SMAS下段）；7.颧骨皮肤韧带；8.SMAS（向前翻开）；9.皮瓣；10.眼轮匝肌下脂肪（SOOF）。

图1-6-14 面横动脉穿支SMAS下段（二）

面横动脉穿支出现双支者也较为常见，两条穿支直径相当，或粗细不等，位置有高低之别，但均穿行于颧骨皮肤韧带的纤维束之间。

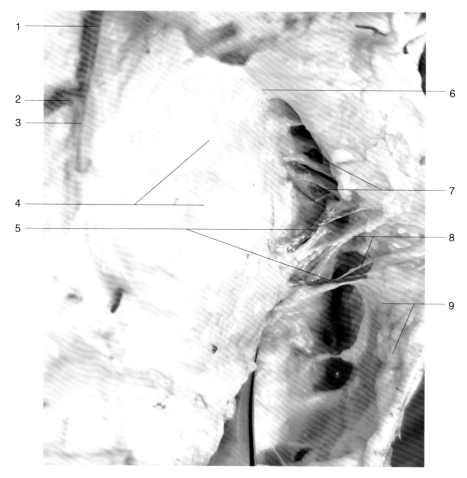

1.颞浅动脉额支；2.颞浅动脉顶支；3.颞浅动脉；4.颞中筋膜；5.面横动脉穿支；6.眶外侧增厚区；7.颧前间隙；8.颧骨皮肤韧带（部分离断）；9. SMAS（向前翻开）。

图1-6-15　面横动脉穿支SMAS下段（三）

面横动脉穿支于颧骨皮肤韧带各纤维束之间，由深入浅穿过SMAS后，走行在皮下组织层中，为其皮下段，之后分为数条细小的终支，分布于颧区的皮肤。

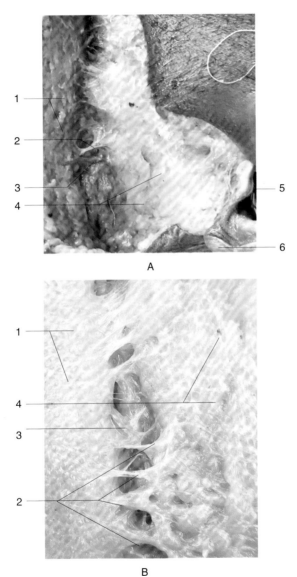

1.皮瓣（向前翻开）；2.颧骨皮肤韧带（皮下段）；3.面横动脉穿支（皮下段）；4.皮下组织；5.耳屏；6.耳垂。

图1-6-16　面横动脉穿支皮下段

面神经颞支

面神经颞支常为3～5支，在颧弓区以及颞区下部，各支间呈由后向前排列分布。颞支近侧段的血供主要来自2条动脉的细小分支，即颧眶动脉和面横动脉的营养支（图1-6-17）。

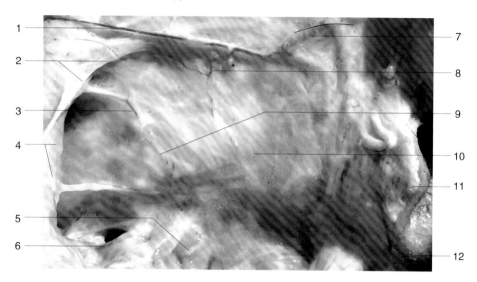

1.颧眶动脉；2. SMAS切缘；3.面横动脉的分支；4. SMAS（向前翻开）；5.腮腺；6.面横动脉；7.颞浅动脉；8.颧眶动脉的分支；9.面神经颞支；10.颧弓；11.耳屏；12.耳垂。

图1-6-17 面神经颞支近侧段的血供来源

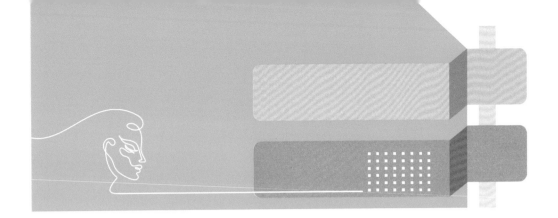

第七节

除皱术相关皮神经

耳颞神经

耳颞神经来自三叉神经的下颌神经，绕下颌颈的内后方，穿腮腺实质后浅出（图1-7-1至图1-7-2）。耳颞神经的主干位于耳屏的前方，垂直上行于颞浅筋膜的深面，并与颞浅动脉、颞浅静脉伴行，入颞区后分为数条分支，分布至耳前部、颞区中后部以及颅顶部的皮肤。

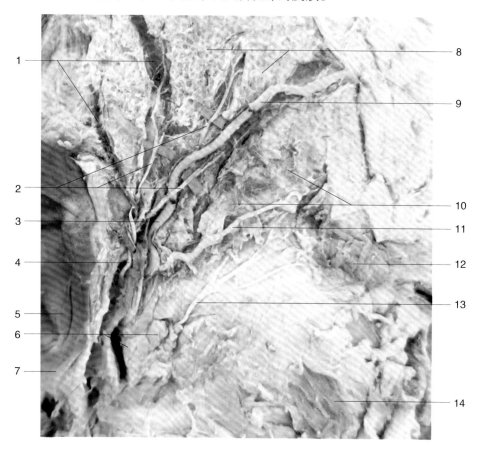

1.颞浅静脉顶支；2.耳颞神经的分支；3.颞浅动脉；4.耳颞神经；5.耳屏；6.腮腺；7.耳垂；8.皮下组织层；9.颞浅动脉额支；10.颞浅筋膜；11.颧眶动脉；12.眼轮匝肌（上半部）；13.面神经颞支；14.颧大肌。

图1-7-1　耳颞神经（一）

耳颞神经主干与颞浅动脉、颞浅静脉伴行，走行于颞浅筋膜的深面。耳颞神经分为数条分支，各支分别于相应位置穿颞浅筋膜后走行于皮下组织层，其终支分别分布至颞区中部、颞区后部以及颅顶的皮肤。

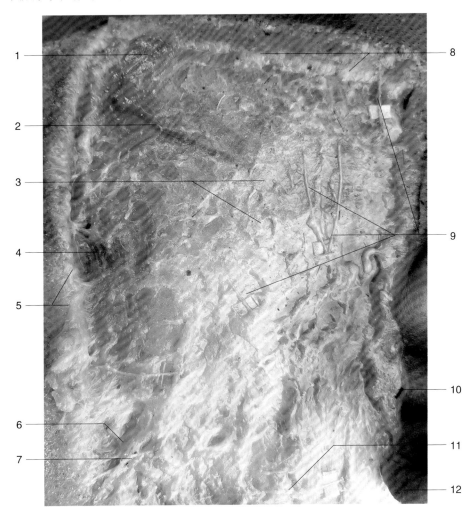

1.额肌；2.颞浅动脉额支；3.颞浅筋膜；4.眼轮匝肌；5.皮肤（向前翻开）；6.面横动脉穿支（皮下段）；7.颧骨皮肤韧带（皮下段）；8.皮下组织层；9.耳颞神经的终末支；10.耳屏；11.耳大神经的终末支；12.耳垂。

图1-7-2　耳颞神经（二）

耳大神经

耳大神经来自颈丛皮支，由胸锁乳突肌后缘中点处浅出，垂直向上走行于颈阔肌的深面（图1-7-3至图1-7-5）。其分支分布于腮腺咬肌区、耳下部和乳突部的皮肤。

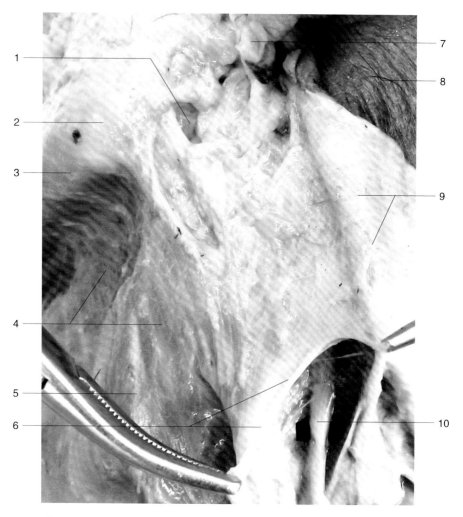

1.腮腺；2.下颌角；3.下颌缘；4.颈阔肌；5.颈外静脉；6. SMAS（翻开）；7.耳垂；8.乳突；9.皮肤（向后翻开）；10.耳大神经。

图1-7-3　耳大神经（一）

耳大神经由下向上走行，逐渐浅出至颈阔肌的浅面，并发出3条分支：前支，发出后向前弯曲走行，分布于腮腺咬肌区的皮肤；中支，垂直向上走行，分布于耳下部的皮肤；后支，向后上方走行，分布于乳突部的皮肤。

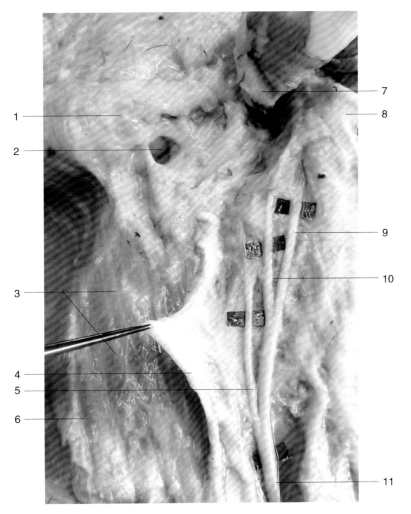

1.下颌角；2.腮腺；3.颈阔肌；4. SMAS（翻开）；5.耳大神经前支；6.颈外静脉；7.耳垂；8.乳突；9.耳大神经后支；10.耳大神经中支；11.耳大神经。

图1-7-4　耳大神经（二）

耳大神经的前、中、后3条分支，分别发出数条细小的终末支，浅至皮下组织层中走行，最终分布至相应区域的皮肤。

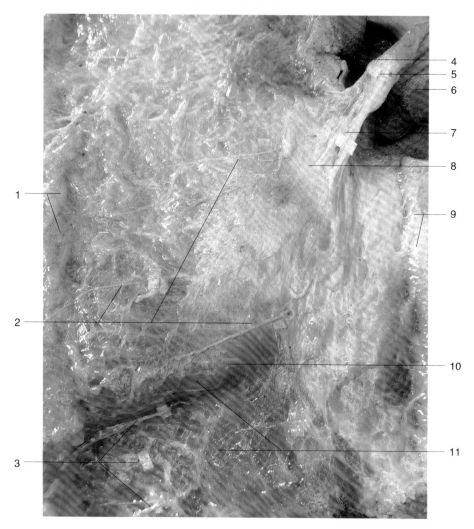

1.皮下组织层；2.耳大神经前支的终末支；3.颈横神经的终末支；4.耳屏；5.耳垂（向上提起）；6.乳突；7.耳大神经中支的终末支；8.颈阔肌耳韧带；9.皮肤（向后翻开）；10.下颌角；11.颈阔肌。

图1-7-5　耳大神经（三）

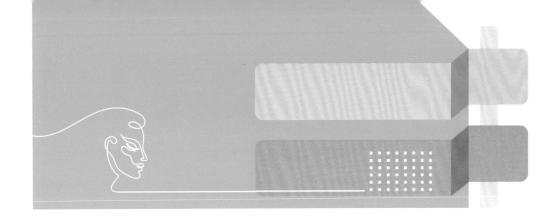

第八节

面神经

面神经主干

面神经主干出茎乳孔后，在腮腺实质内先分为颞面干和颈面干，继而又分为5支，即颞支、颧支、颊支、下颌缘支和颈支（图1-8-1）。

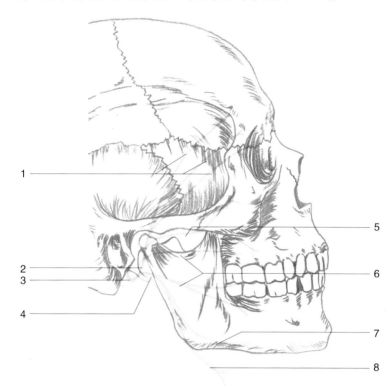

1.颞支；2.颞面干；3.面神经主干；4.颈面干；5.颧支；6.颊支；7.下颌缘支；8.颈支。

图1-8-1　面神经及其分支示意图

面神经干

面神经自茎乳孔穿出后向前下方走行，进入腮腺实质内。面神经在腮腺实质内常分成两条主干，即颞面干和颈面干。颞面干走向前上方，继而分为颞支、颧支和上颊支；颈面干走向前下方，继而分为下颊支、下颌缘支和颈支（图1-8-2至图1-8-3）。

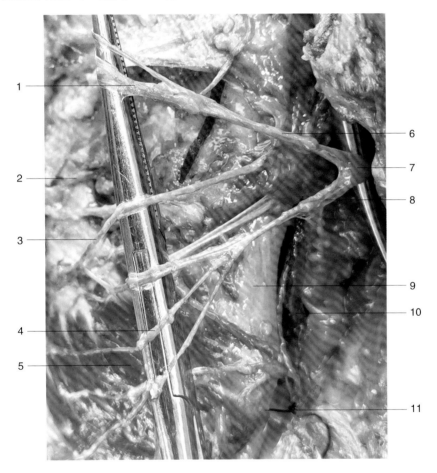

1.颞支；2.颧支；3.上颊支；4.下颊支；5.咬肌；6.颞面干；7.面神经；8.颈面干；9.下颌支；10.下颌后静脉；11.下颌角。

图1-8-2　面神经干（一）

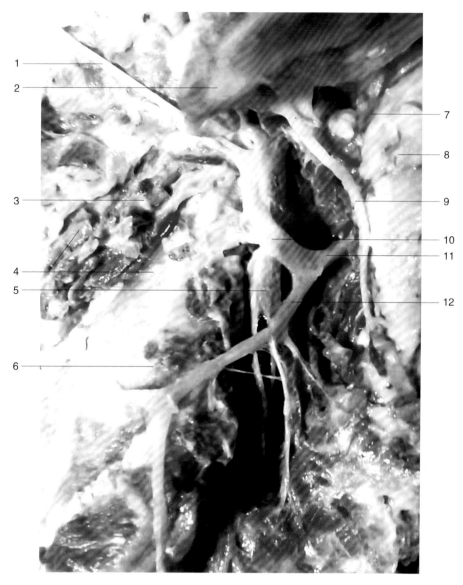

1.面神经颞支；2.耳垂；3.面横动脉；4.腮腺；5.颈外静脉；6.下颌角；7.耳后动脉；8.乳突；9.耳大神经；10.颞面干；11.面神经主干；12.颈面干。

图1-8-3　面神经干（二）

面神经分支

面神经在腮腺实质内分为颞面干和颈面干后，又分别自两干呈放射状发出五大分支：颞支、颧支、颊支、下颌缘支和颈支。各分支的数量不恒定，出腮腺实质后分别走行至相应的区域，支配表情肌（图1-8-4至图1-8-5）。

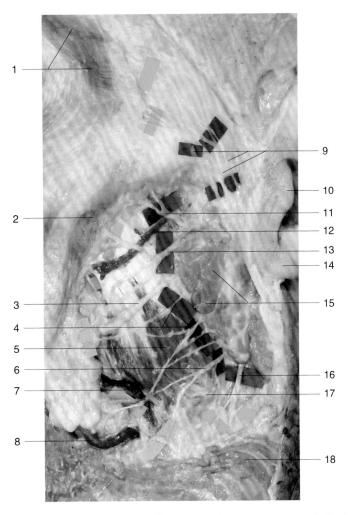

1.眼轮匝肌；2.颧大肌；3.腮腺导管；4.下颊支；5.咬肌；6.下颌缘支；7.面静脉；8.面动脉；9.颞支；10.耳屏；11.颧支；12.面横动脉；13.上颊支；14.耳垂；15.腮腺；16.颈支；17.下颌角；18.颈阔肌。

图1-8-4　面神经分支（一）

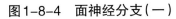

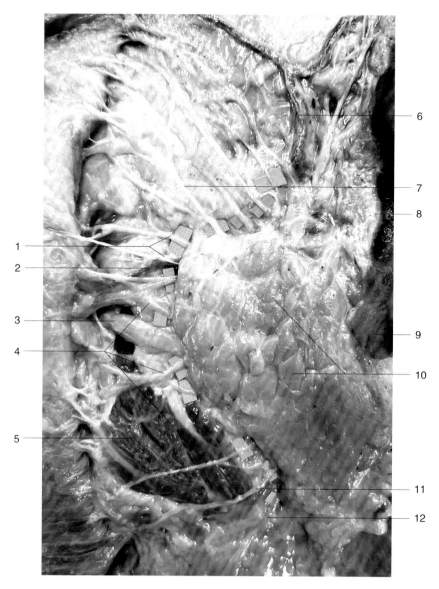

1.颧支；2.面横动脉；3.腮腺导管；4.颊支；5.咬肌；6.颞浅动脉；7.颞支；8.耳屏；9.耳垂；10.腮腺；11.下颌缘支；12.颈支。

图1-8-5　面神经分支（二）

面神经颞支

　　面神经颞支常为3~5支，起自颞面干，出腮腺实质后，由后下向前上斜跨颧弓的中、后部。在颧弓区，颞支各分支较粗大，贴于骨膜浅面，而后进入颞区。在颞区，颞支逐级分支，走行于颞浅筋膜的深面，其终末支支配睑裂以上的表情肌（图1-8-6至图1-8-8）。

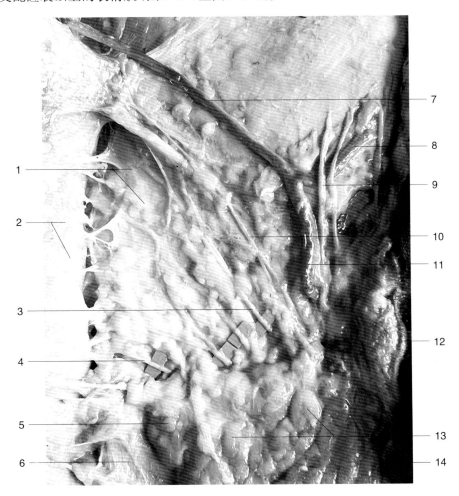

1.颞中筋膜；2.颞浅筋膜（向前翻开）；3.颞支；4.颧支；5.副腮腺；6.咬肌筋膜；7.颞浅动脉额支；8.颞浅动脉顶支；9.耳颞神经；10.颞支的额肌支；11.颞浅动脉；12.耳屏；13.腮腺；14.耳垂。

图1-8-6　面神经颞支（一）

颞支各分支呈后上向前下依次排列，其中位于最后上方的细支支配额肌，称为额肌支。额肌支细长且单一，损伤后额肌运动障碍，表现为同侧额纹消失，提眉无力。

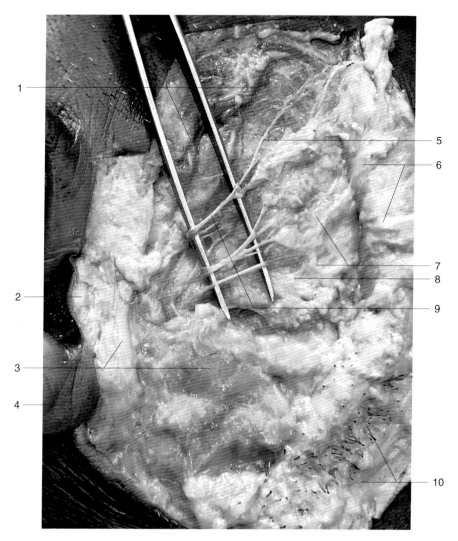

1.颞浅筋膜切缘；2.耳屏；3.皮下组织层；4.耳垂；5.额肌支；6.颞浅筋膜（向前翻开）；7.颞中筋膜；8.颧弓；9.颞支；10.皮肤（向前翻开）。

图1-8-7　面神经颞支（二）

面神经颞支与颧眶动脉近侧段均走行于颞浅筋膜深面的颞中筋膜内。颞支在由后下向前上方走行过程中，逐渐在颞中筋膜内浅出，其各终支末段均紧贴于SMAS的深面，且末端由相应表情肌的侧缘或其深面进入肌肉；颧眶动脉近侧段位于颞支的浅面，当走行至颞区中部时穿颞浅筋膜，浅出至皮下组织层中。

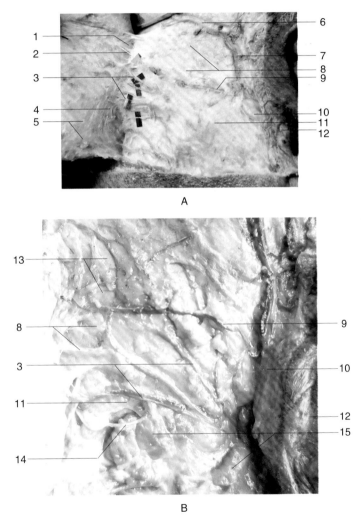

1.额肌（深面）；2.额肌支；3.颞支；4.眼轮匝肌（深面）；5.颞浅筋膜（向前翻开）；6.颞浅动脉额支；7.颞浅静脉；8.颞中筋膜；9.颧眶动脉；10.颞浅动脉；11.颧弓；12.耳屏；13.颞深筋膜；14.颧支；15.腮腺。

图1-8-8　面神经颞支（三）

陈氏面部SMAS除皱术图谱

面神经颞支

面神经颞支常为2～3支，在腮腺实质内起自颞面干，出腮腺实质后，高位的颞支斜向前上方，跨过颧弓前部的浅面，其终支配睑裂以下眼轮匝肌外侧部；低位的颞支沿颧弓下缘由后向前走行，横过颧大肌近侧段的浅面或深面，进入颧前间隙间，其终支支配颞肌，眼轮匝肌下部等（图1-8-9至图1-8-11）。

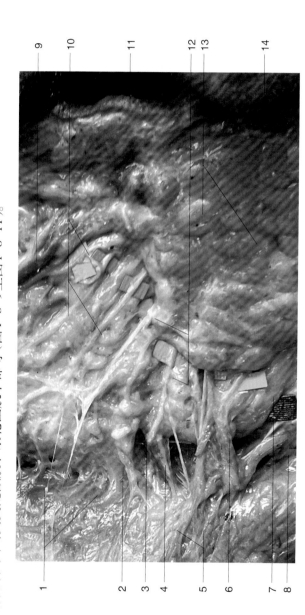

图1-8-9 面神经颞支（一）

1. 眼轮匝肌（深面）；2. SOOF；3. 颞前间隙；4. 颧大肌；5. SMAS（向前翻开）；6. 上颊支；7. 腮腺导管；8. 下颊支；9. 颞浅动脉；10. 颧支；11. 耳屏；12. 颧支；13. 腮腺；14. 耳垂。

面神经颧支出腮腺实质后，邻近颧弓下缘处，位于咬肌表面由后向前走行。当颧支走行至颧弓前端处时，横向穿越颧骨皮肤韧带根部的各纤维束之间，之后进入颧前间隙内。在除皱术中，锐性离断颧骨皮肤韧带时，注意保护面神经的颧支。

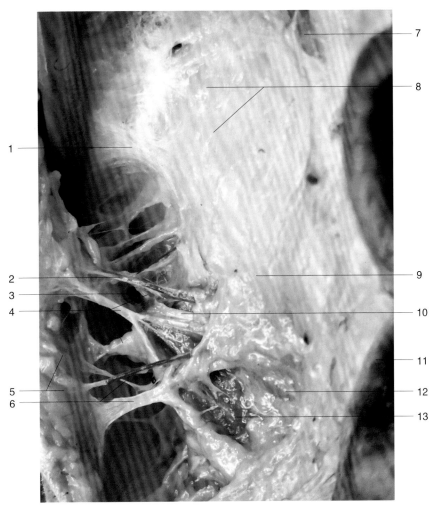

1.眶外侧增厚区；2.面横动脉穿支；3.颧前间隙；4.颧骨皮肤韧带；5.SMAS（向前翻开）；6.咬肌皮肤韧带；7.颞浅动脉；8.颞中筋膜；9.颧弓；10.面神经颧支；11.耳屏；12.腮腺；13.咬肌。

图1-8-10 面神经颧支（二）

右侧面侧区，切除腮腺上部，将面神经颞面干提起。面神经颧支起自颞面干，在颧弓下缘下方由后向前走行，与面横动脉邻近，其颧大肌支自肌的外侧缘或其深面进入，其颧小肌支经颧大肌深面或浅面横过支配该肌。颧支的血供来自面横动脉的分支。

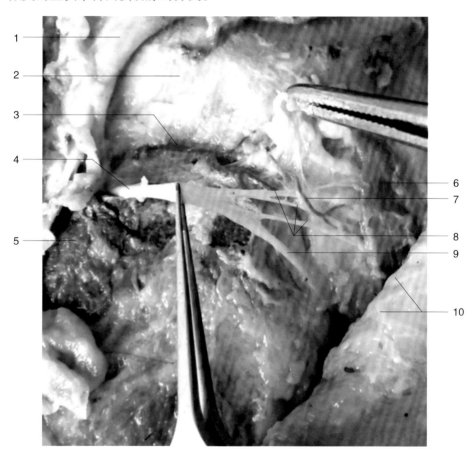

　　1.颞中筋膜（向后翻开）；2.颧弓；3.面横动脉；4.颞面干；5.腮腺；6.颧大肌；7.颧支的营养动脉；8.面神经颧支；9.面神经上颊支；10. SMAS（向前翻开）。

图1-8-11　面神经颧支（三）

面神经颊支

面神经颊支数量较多，各分支间常反复交织呈丛状（图1-8-12至图1-8-14）。颊支以腮腺导管为界，高于腮腺导管的称为上颊支，低于腮腺导管的称为下颊支。各颊支出腮腺实质后均走行于咬肌表面，并被咬肌筋膜覆盖。

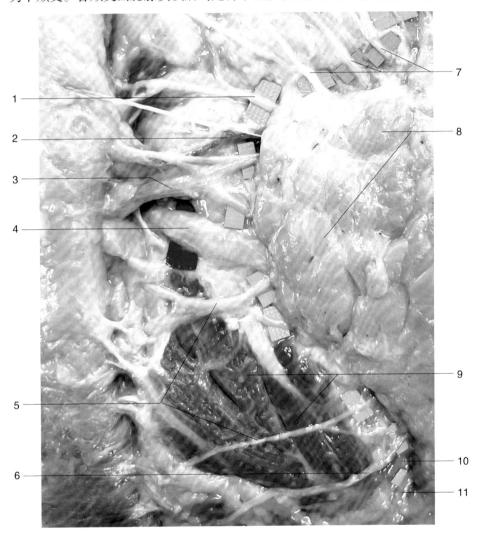

1.颧支；2.面横动脉；3.上颊支；4.腮腺导管；5.下颊支；6.下颌缘支；7.颞支；8.腮腺；9.咬肌；10.下颌角；11.颈支。

图1-8-12　面神经颊支（一）

面神经颊支出腮腺实质后在咬肌表面由后向前走行，至咬肌前缘附近时穿出咬肌筋膜，走行于SMAS深面。颊支各分支在咬肌前缘处分别穿经咬肌皮肤韧带的各纤维束之间，最后到达颊区。

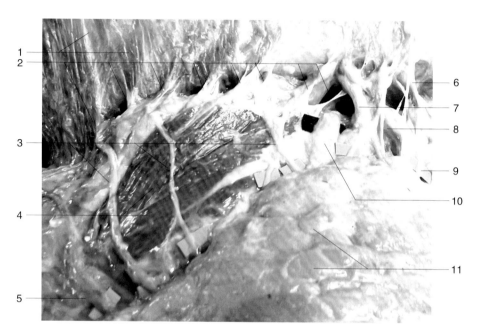

1.颈阔肌（向前翻开）；2.咬肌皮肤韧带；3.下颊支；4.咬肌；5.下颌缘支；6.颧骨皮肤韧带；7.上颊支；8.面横动脉；9.颧支；10.腮腺导管；11.腮腺。

图1-8-13　面神经颊支（二）

颊脂垫颊突是位于颊区SMAS深面较大的脂肪团块，周围常包被薄膜，其后方与咬肌毗邻。与腮腺导管邻近的下颊支由后向前，到达口周。除皱术处理颊脂垫颊突时，应注意保护其浅面的面神经下颊支。与腮腺导管邻近的下颊支。

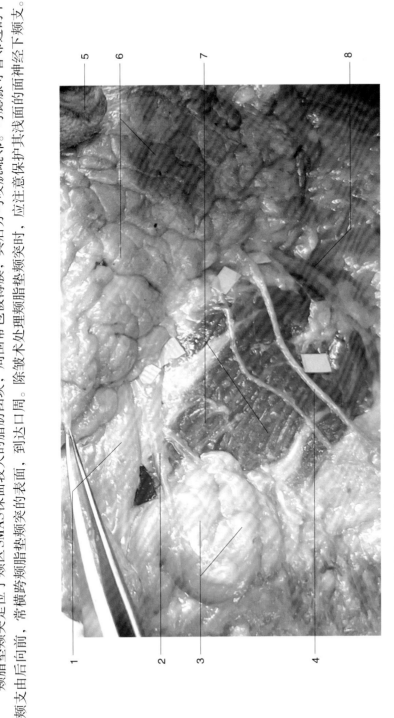

1.腮腺导管；2.下颊支；3.颊脂垫颊突；4.下颌缘支；5.耳垂；6.腮腺；7.咬肌；8.下颌角。

图1-8-14　面神经颊支（三）

面神经下颌缘支

下颌缘支在腮腺实质内起自面神经颈面干，于下颌角附近出腮腺实质后沿下颌缘的稍上方向前走行（图1-8-15至图1-8-16）。下颌缘支走行于咬肌表面，并被咬肌筋膜覆盖，近咬肌前缘时穿咬肌筋膜，走行于SMAS的深面，向前跨越面静脉和面动脉的浅面。

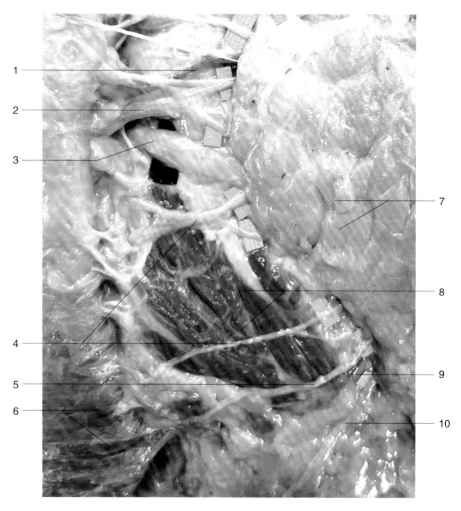

1.面横动脉；2.上颊支；3.腮腺导管；4.下颊支；5.下颌缘支；6.颈阔肌（向前翻开）；7.腮腺；8.咬肌；9.下颌角；10.颈支。

图1-8-15 面神经下颌缘支（一）

下颌缘支于下颌角附近出腮腺实质后，走行在咬肌表面，并被咬肌筋膜覆盖。下颌缘支常有1～2支，位于下颌缘上方3～5 mm的高度。

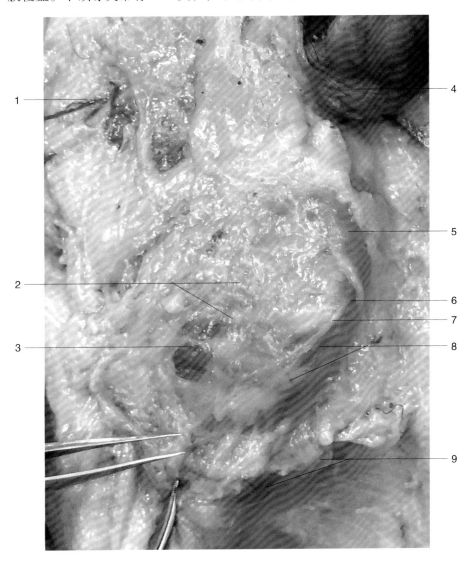

1.面横动脉；2.咬肌筋膜；3.咬肌；4.耳垂；5.腮腺筋膜；6.下颌角；7.下颌缘支；8.下颌缘；9.颈阔肌。

图1-8-16　面神经下颌缘支（二）

面神经颈支

面神经颈支在腮腺实质内起自颈面干，于下颌角附近出腮腺实质，位于颈阔肌的深面，斜向前下方走行（图1-8-17至图1-8-18）。颈支在走行中发出若干条终支，分别自颈阔肌不同部位的深面进入该肌，支配其运动。

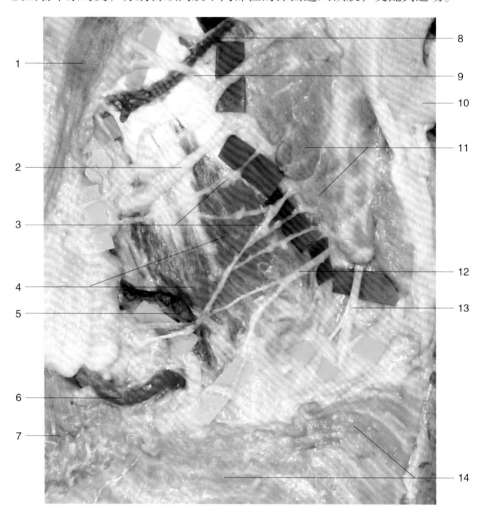

1.颧大肌；2.腮腺导管；3.颊支；4.咬肌；5.面静脉；6.面动脉；7.降口角肌；
8.面横动脉；9.颧支；10.耳垂；11.腮腺；12.下颌缘支；13.颈支；14.颈阔肌。

图1-8-17　面神经颈支（一）

面神经颈支出腮腺实质后走行于颈阔肌的深面，位于下颌角附近，其深面为颈外静脉和颈深筋膜浅层，以及颈深筋膜浅层所包裹的胸锁乳突肌和下颌下腺。颈支贴于颈阔肌深面向前下方走行，并逐渐分为数条细小的终支，分别浅入颈阔肌。

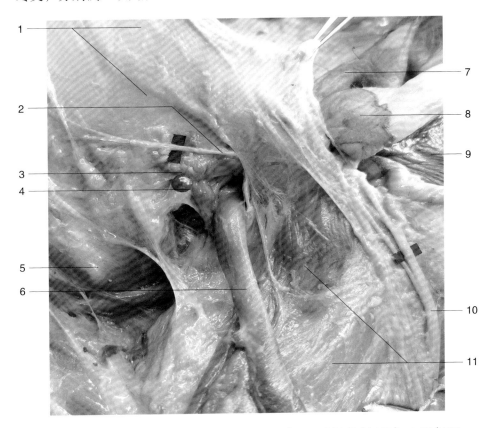

1.颈阔肌（向上翻开）；2.面神经颈支；3.腮腺；4.下颌角（标记）；5.下颌下腺及其被膜；6.颈外静脉；7.耳屏；8.耳垂；9.乳突；10.耳大神经；11.胸锁乳突肌及其被膜。

图1-8-18　面神经颈支（二）

第二章
面部除皱术

第一节

皮下剥离

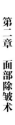

面侧区皮下剥离范围如图2-1-1。

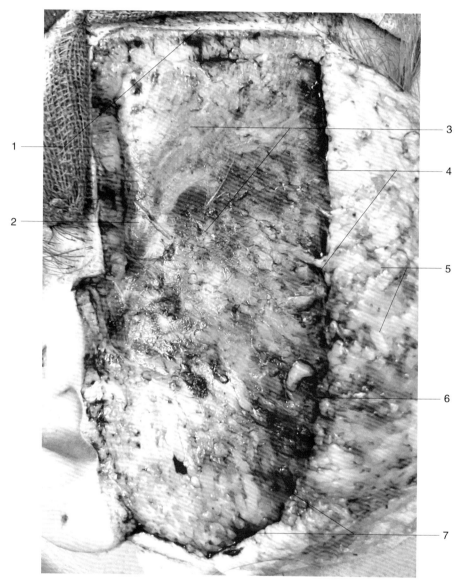

1.头皮瓣切缘；2.颞浅静脉；3.颞浅筋膜；4.颞区皮下剥离范围；5.皮瓣；
6.颧弓区皮下剥离范围；7.腮腺咬肌区皮下剥离范围。

图2-1-1 面侧区皮下剥离范围

颞区皮下剥离可见颞浅血管和耳颞神经（图2-1-2）。

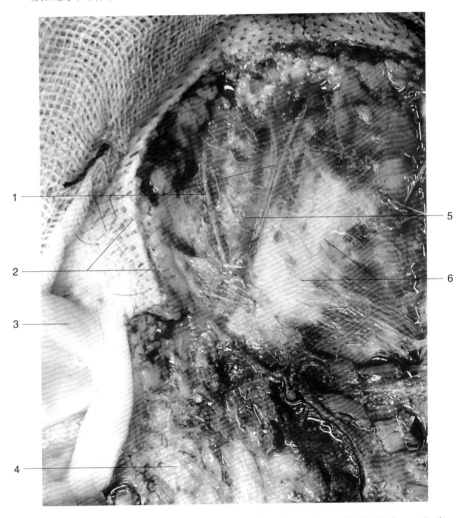

1.耳颞神经；2.发际内切缘；3.耳轮；4.皮下组织层；5.颞浅静脉；6.颞浅筋膜。

图2-1-2　颞浅血管和耳颞神经

颞区发际内切口皮下剥离可见耳颞神经（图2-1-3）。

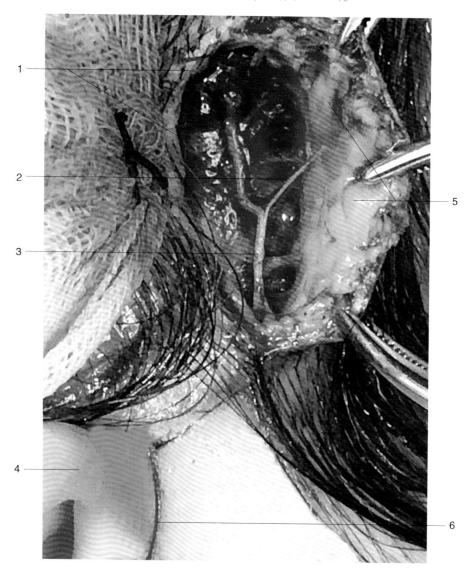

1.发际内切缘；2.耳颞神经终末支；3.耳颞神经；4.耳轮；5.颞区皮瓣（向前翻开）；6.耳前切口。

图2-1-3　耳颞神经

颞浅动脉主干常于耳前垂直上行，少数出现位置偏前（图2-1-4），且分叉处远离耳部，颞区皮下剥离时应留意。

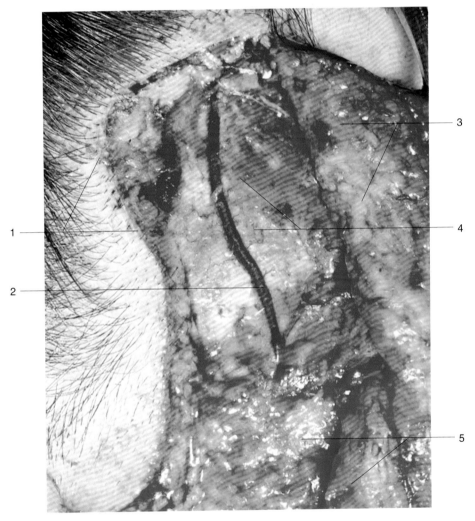

1.发际内切缘；2.颞浅动脉；3.颞区皮瓣（向前翻开）；4.颞浅筋膜；5.皮下组织。

图2-1-4 颞浅动脉

颧眶动脉（图2-1-5）起自颞浅动脉后，先走行于颞浅筋膜深面，逐渐浅出，在耳轮前3～4 cm处穿颞浅筋膜浅出，后走行于皮下组织层中。

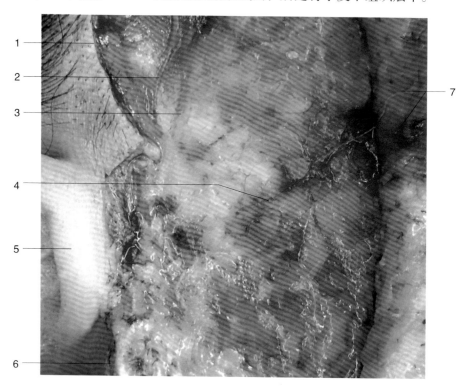

1.颞区发际内切缘；2.耳颞神经；3.颞浅动脉；4.颧眶动脉；5.耳轮；6.耳屏；7.颞区皮瓣（向前翻开）。

图2-1-5　颧眶动脉

颞区发际缘切口，皮下剥离可见哨兵静脉（图2-1-6至图2-1-8），较粗大，位置恒定，位于外眦外上方1～2 cm处，其上方1 cm以上有面神经颞支的额肌支走行。

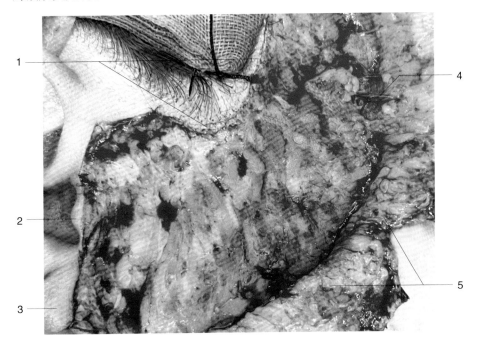

1.发际线切缘；2.耳屏；3.耳垂；4.哨兵静脉；5.皮瓣（向前翻开）。

图2-1-6　哨兵静脉（一）

哨兵静脉是眶外侧区浅静脉与颞区深静脉之间的交通支，其浅侧端收集眼睑及眶外侧区域细小的浅静脉，深侧端向深层穿颞深筋膜后注入颞中静脉。

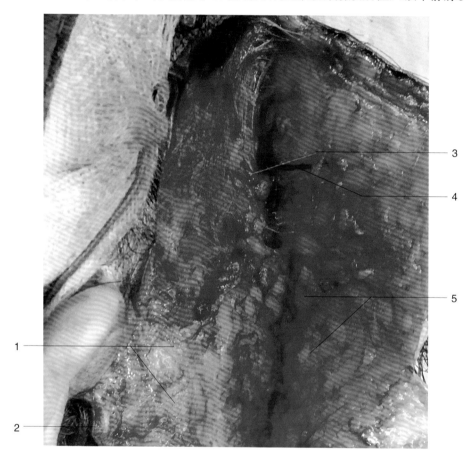

1.皮下组织；2.耳屏；3.耳颞神经终末支；4.哨兵静脉；5.皮瓣（向前翻开）。

图2-1-7 哨兵静脉（二）

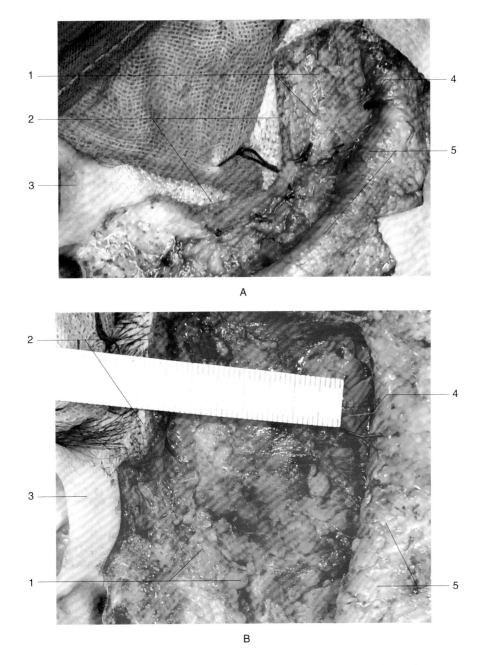

A

B

1.皮下组织；2.切缘；3.耳轮；4.哨兵静脉；5.皮瓣（向前翻开）。

图2-1-8　哨兵静脉（三）

皮下剥离至颧弓前端下方，可见面横动脉穿支皮下段（图2-1-9至图2-1-10）。

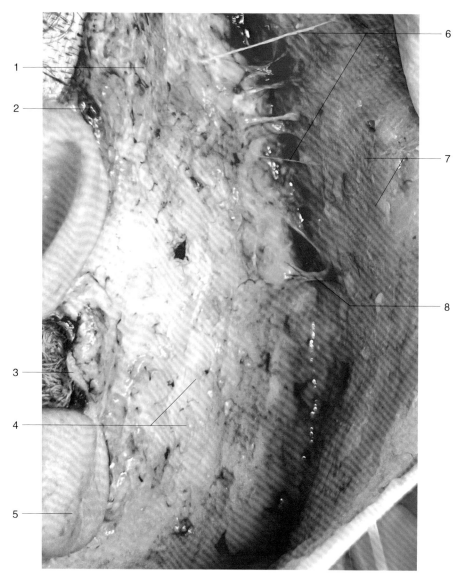

1.颞浅动脉；2.颞浅静脉；3.耳屏；4.皮下组织；5.耳垂；6.皮神经；7.皮瓣；8.面横动脉穿支。

图2-1-9 面横动脉穿支皮下段（一）

被离断的面横动脉穿支皮下段。

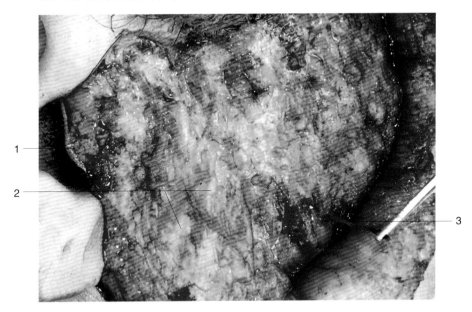

1.耳屏；2.皮下组织；3.面横动脉穿支皮下段。

图2-1-10　面横动脉穿支皮下段（二）

颧骨皮肤韧带皮下段，术中离断时注意保护面横动脉穿支皮下段（图2-1-11至图2-1-12）。

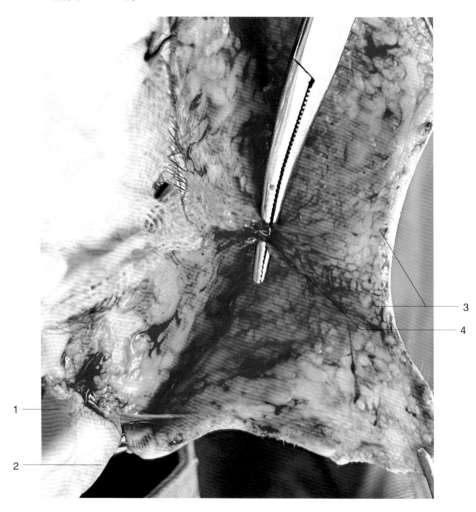

1.耳屏；2.耳垂；3.皮瓣；4.颧骨皮肤韧带。

图2-1-11　颧骨皮肤韧带皮下段（一）

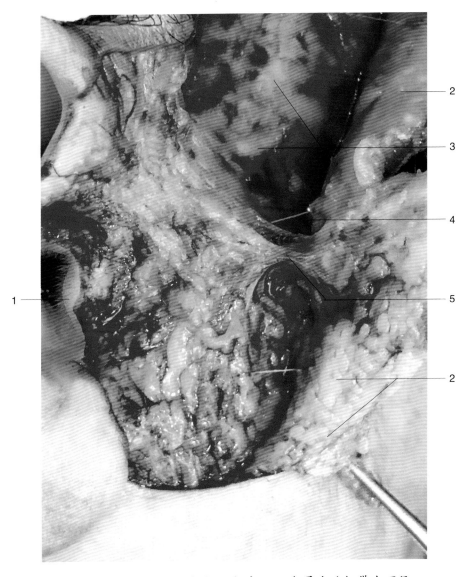

1.耳屏；2.皮瓣；3.颞浅筋膜；4.皮神经；5.颧骨皮肤韧带皮下段。

图2-1-12　颧骨皮肤韧带皮下段（二）

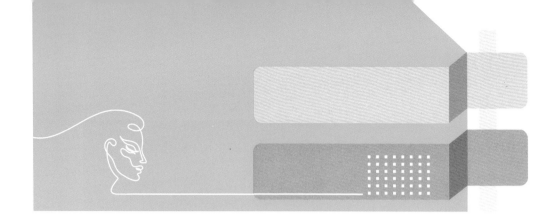

第二节
SMAS 下剥离

SMAS下剥离，暴露完整的超高位SMAS瓣（图2-2-1至图2-2-9）。SMAS瓣由SMAS筋膜、眼轮匝肌、颈阔肌和颊脂垫对应的SMAS区共同组成。

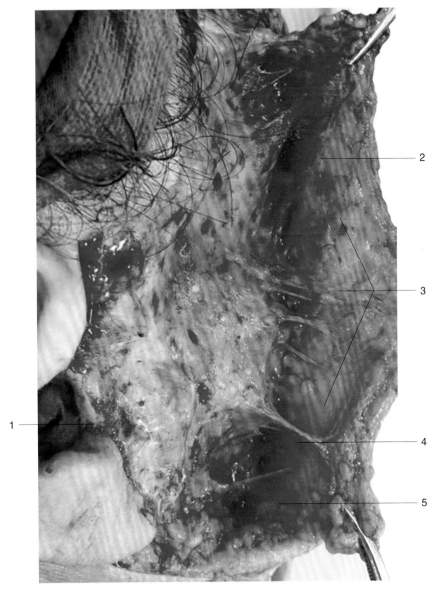

1.耳屏；2.眼轮匝肌瓣；3. SMAS瓣；4.颧骨皮肤韧带SMAS下段；5.颈阔肌瓣。

图2-2-1　SMAS瓣（一）

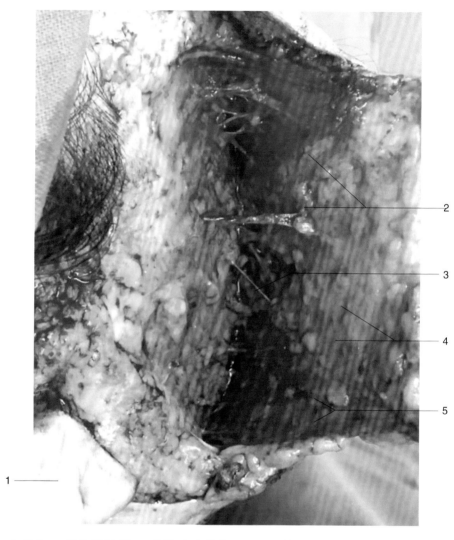

1.耳垂;2.眼轮匝肌瓣;3.面横动脉穿支SMAS下段;4.SMAS瓣;5.颈阔肌瓣。

图2-2-2　SMAS瓣(二)

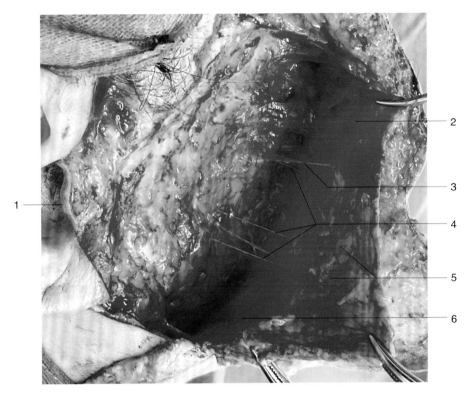

1.耳屏；2.眼轮匝肌瓣；3.面横动脉穿支；4.皮神经；5. SMAS 瓣；6.颈阔肌瓣。

图2-2-3 SMAS瓣（三）

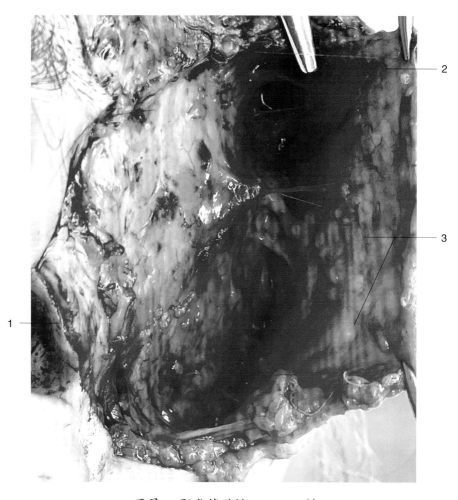

1.耳屏;2.颞浅筋膜瓣;3.SMAS瓣。

图2-2-4　SMAS瓣(四)

SMAS瓣向前翻起，可见颧大肌。

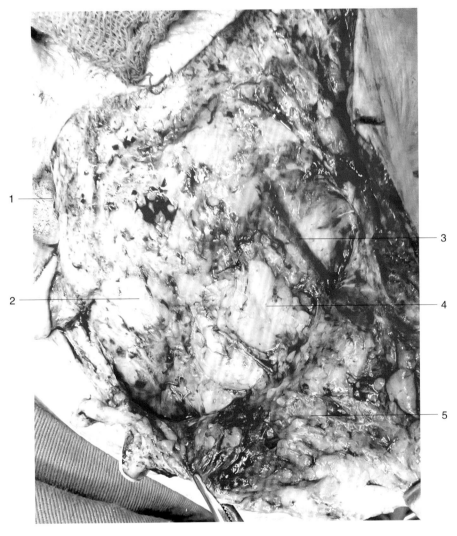

1.耳屏；2.腮腺表面瘢痕；3.颧大肌；4.颊脂垫颊突；5.SMAS瓣。

图2-2-5　SMAS瓣（五）

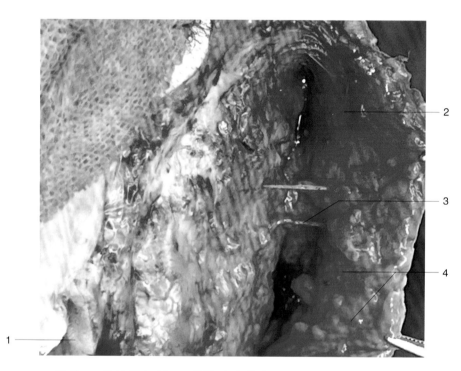

1.耳屏;2.眼轮匝肌瓣;3.面横动脉穿支SMAS下段;4.SMAS瓣。

图2-2-6　SMAS瓣(六)

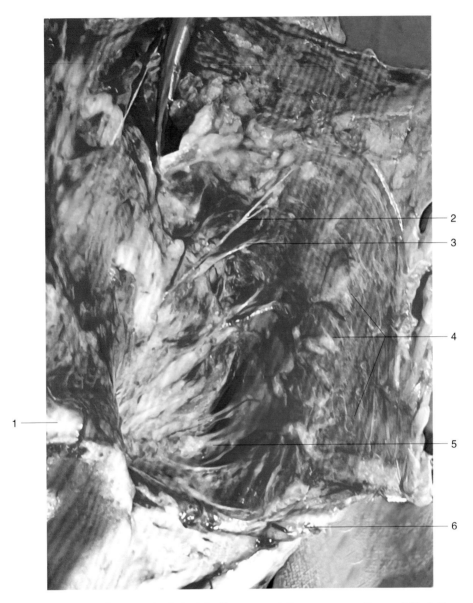

1.耳屏；2.皮神经；3.颧骨皮肤韧带SMAS下段；4. SMAS瓣；5.咬肌皮肤韧带；6.皮瓣。

图2-2-7　SMAS瓣（七）

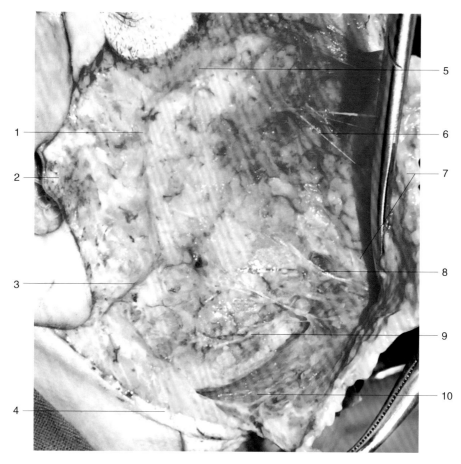

1.耳前区SMAS切缘；2.耳屏；3.耳垂区SMAS切缘；4.皮瓣；5.颞区SMAS切缘；6.皮神经；7. SMAS瓣；8.咬肌皮肤韧带；9.面神经下颊支；10.颈阔肌瓣。

图2-2-8 SMAS瓣(八)

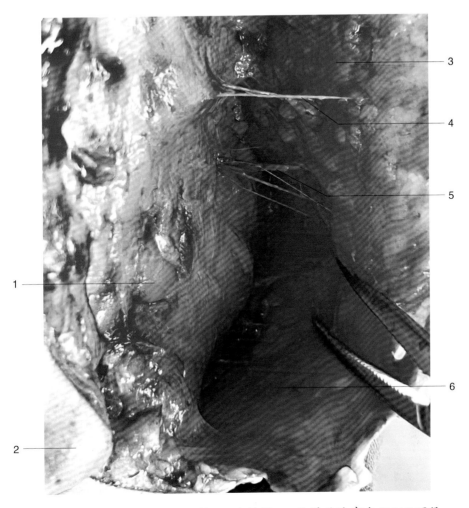

1.腮腺筋膜；2.耳垂；3. SMAS瓣；4.皮神经；5.面横动脉穿支SMAS下段；
6.颈阔肌瓣。

图2-2-9 SMAS瓣（九）

SMAS下剥离，充分暴露颧骨皮肤韧带（图2-2-10至图2-2-13），术中需完全离断。面神经颧支、面横动脉穿支和皮神经常穿行在颧骨皮肤韧带中，或走行在其邻近部位，剥离时注意保护。

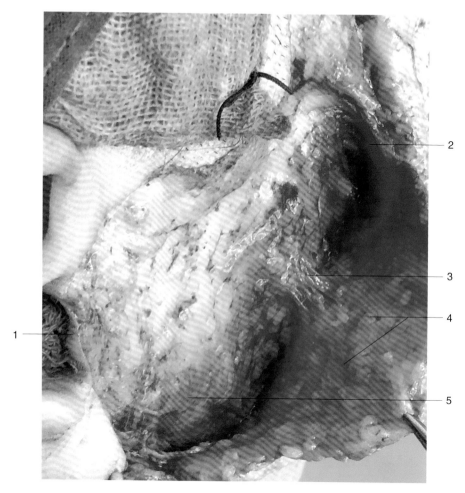

1.耳屏；2.眼轮匝肌瓣；3.颧骨皮肤韧带SMAS下段；4. SMAS瓣；5.腮腺筋膜。

图2-2-10　颧骨皮肤韧带SMAS下段（一）

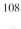

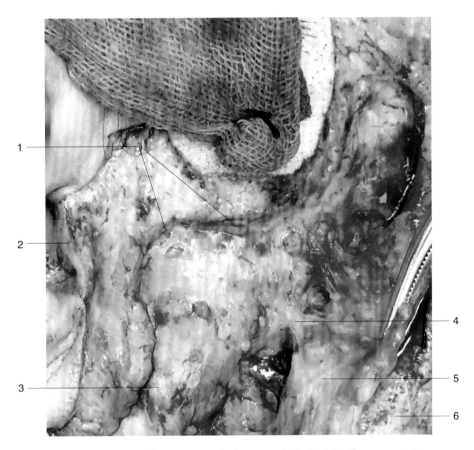

1. SMAS切缘；2.耳屏；3.腮腺筋膜；4.颧骨皮肤韧带SMAS下段；
5. SMAS瓣；6.皮瓣。

图2-2-11 颧骨皮肤韧带SMAS下段（二）

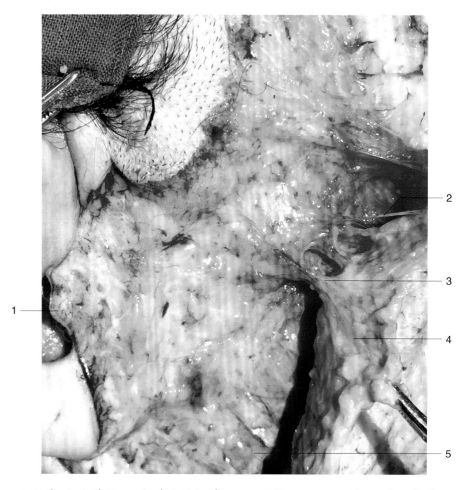

1.耳屏；2.皮神经；3.颧骨皮肤韧带SMAS下段；4. SMAS瓣；5.咬肌筋膜。

图2-2-12　颧骨皮肤韧带SMAS下段（三）

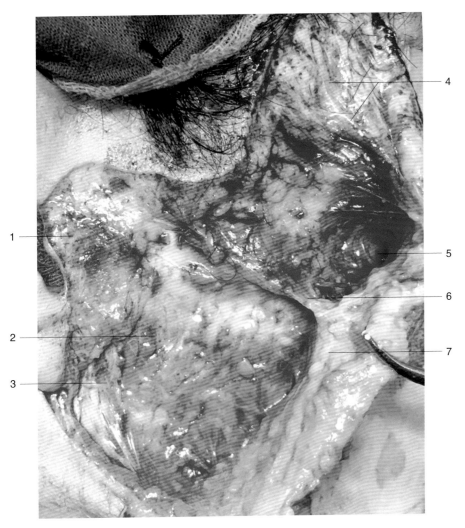

1.耳屏；2.腮腺筋膜；3.腮腺筋膜瘢痕；4.颞区皮下瘢痕；5.颧前间隙；6.颧骨皮肤韧带SMAS下段；7. SMAS瓣。

图2-2-13　颧骨皮肤韧带SMAS下段（四）

SMAS下剥离，腮腺前缘可见腮腺咬肌皮肤韧带（图2-2-14至图2-2-15），个体差异大，术中离断。

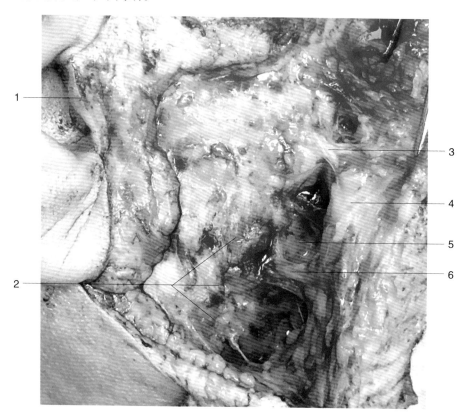

1.耳屏；2.腮腺前缘；3.颧骨皮肤韧带SMAS下段；4. SMAS瓣；5.咬肌筋膜；6.腮腺咬肌皮肤韧带。

图2-2-14　腮腺咬肌皮肤韧带（一）

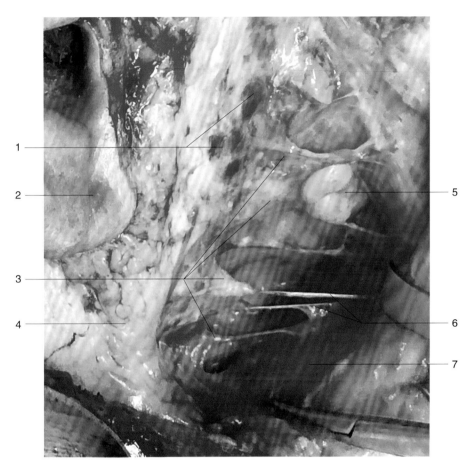

1.副腮腺；2.耳垂；3.腮腺咬肌皮肤韧带；4.皮下组织；5.颊脂垫颊突；6.皮神经；7.颈阔肌瓣。

图2-2-15 腮腺咬肌皮肤韧带（二）

SMAS下剥离，充分暴露咬肌前缘"栅栏样"的咬肌皮肤韧带（图2-2-16至图2-2-19），咬肌筋膜深面走行的面神经分支穿过该韧带进入面前区。

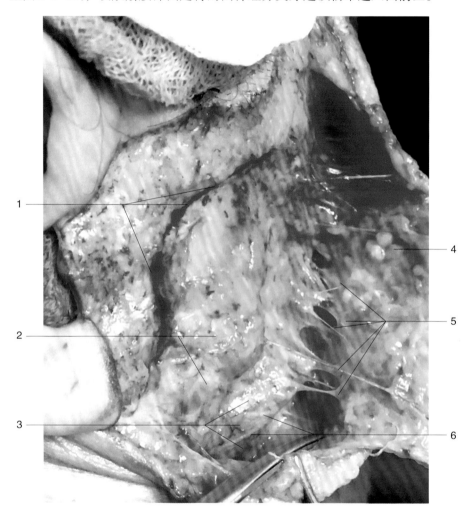

1. SMAS切缘；2.腮腺筋膜；3.咬肌筋膜；4. SMAS瓣；5.咬肌皮肤韧带；6.面神经下颊支。

图2-2-16　咬肌皮肤韧带（一）

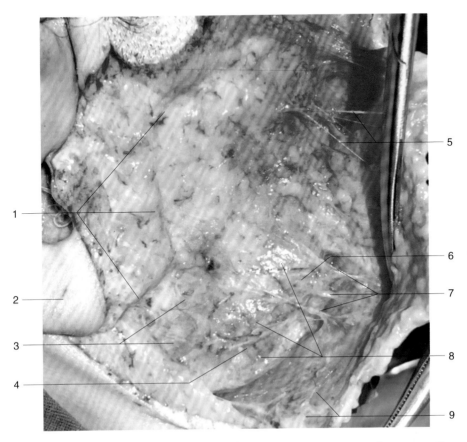

1. SMAS切缘；2.耳垂；3.腮腺筋膜；4.面神经下颊支；5.皮神经；6.面神经上颊支；7.咬肌皮肤韧带；8.咬肌筋膜；9. SMAS瓣。

图2-2-17　咬肌皮肤韧带（二）

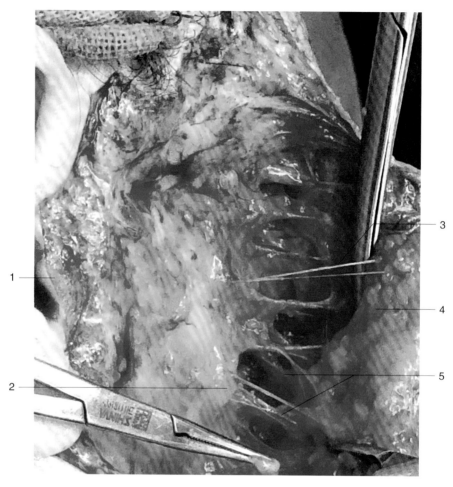

1.耳屏;2.咬肌浅面脂肪;3.皮神经;4. SMAS瓣;5.咬肌皮肤韧带。

图2-2-18　咬肌皮肤韧带（三）

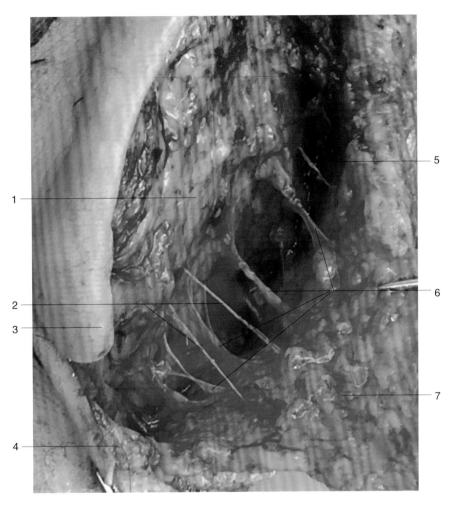

1.腮腺表面脂肪；2.皮神经；3.耳垂；4.耳后皮瓣；5.面横动脉穿支SMAS
下段；6.咬肌皮肤韧带；7. SMAS瓣。

图2-2-19　咬肌皮肤韧带（四）

耳垂下方，颈阔肌后缘与耳后致密区相互融合形成颈阔肌耳韧带（图2-2-20至图2-2-24），实质为SMAS组织。

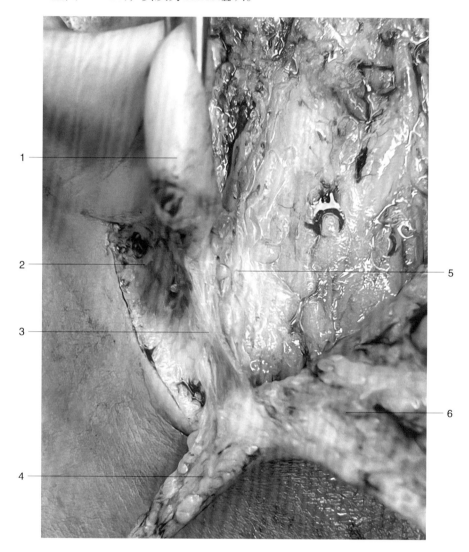

1.耳垂；2.耳后皮下致密组织；3.颈阔肌耳韧带；4.耳垂后拟去除皮瓣；5.颈阔肌后缘浅面脂肪；6.皮瓣。

图2-2-20　颈阔肌耳韧带（一）

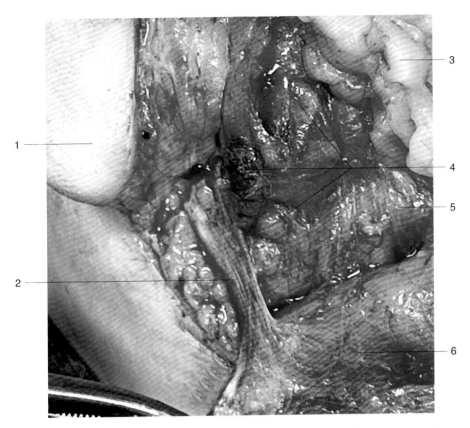

1.耳垂；2.颈阔肌耳韧带；3.颊脂垫颊突；4.腮腺；5.咬肌筋膜；6.SMAS瓣。

图2-2-21　颈阔肌耳韧带（二）

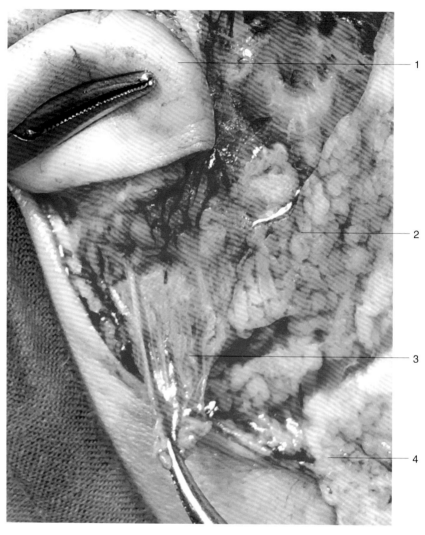

1.耳垂；2. SMAS瓣；3.颈阔肌耳韧带；4.皮瓣。

图2-2-22　颈阔肌耳韧带（三）

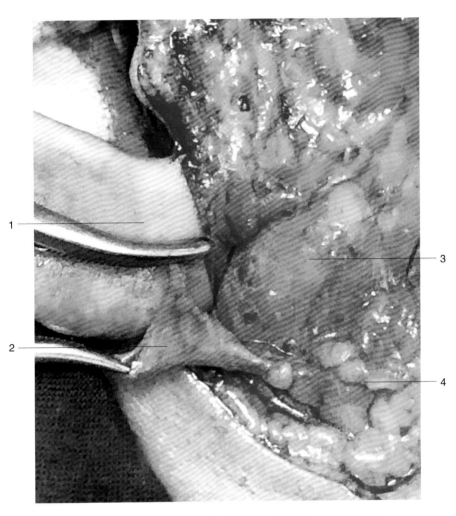

1.耳垂；2.离断的颈阔肌耳韧带；3.腮腺筋膜；4.SMAS瓣。

图2-2-23　颈阔肌耳韧带（四）

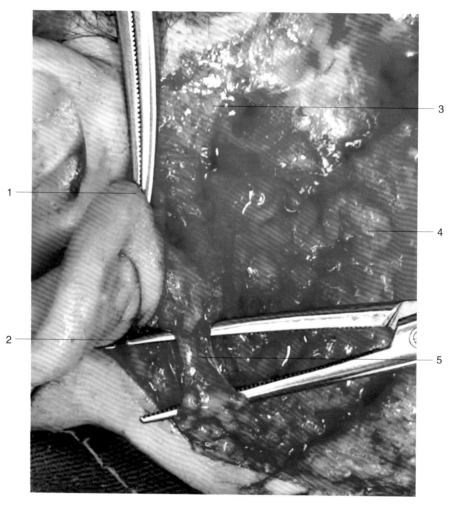

1.耳垂（向上翻）；2.耳垂后皮肤切缘；3.耳轮前SMAS切缘； 4. SMAS瓣；
5.颈阔肌耳韧带。

图2-2-24　颈阔肌耳韧带（五）

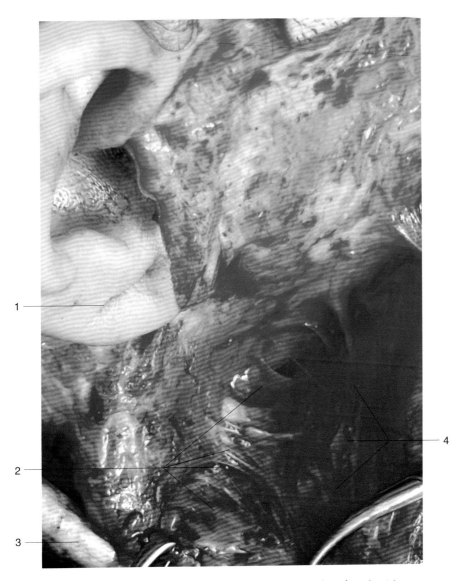

1.耳垂;2.颈阔肌悬韧带;3.皮瓣;4.SMAS瓣(向前下翻开)。

图2-2-25　颈阔肌悬韧带(一)

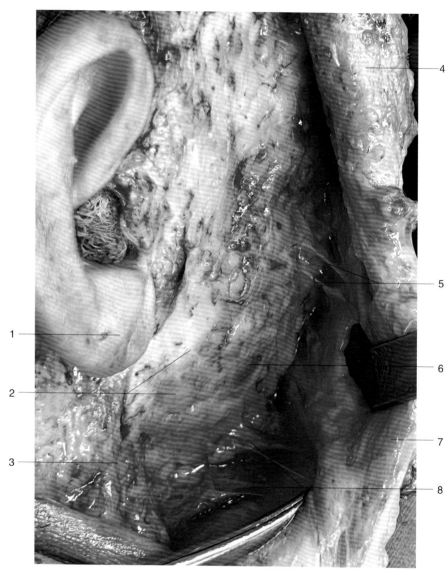

1.耳垂；2.腮腺筋膜；3.颈部SMAS切缘；4.皮瓣；5.咬肌皮肤韧带；6.咬肌筋膜；7.SMAS瓣；8.颈阔肌悬韧带。

图2-2-26　颈阔肌悬韧带（二）

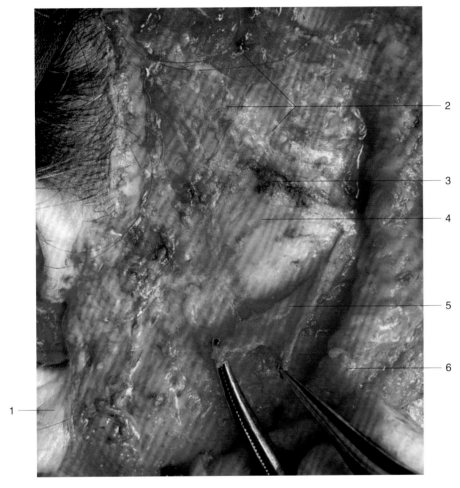

1.耳垂；2.颞浅筋膜；3.超高位SMAS切缘；4.颧眶动脉；5. SMAS瓣；6.皮瓣。

图2-2-27　颧眶动脉（一）

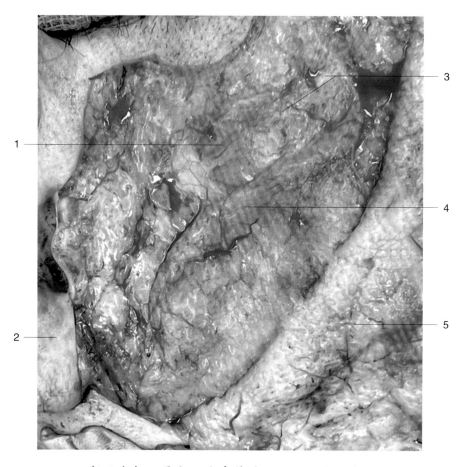

1.颧眶动脉;2.耳垂;3.颞中筋膜;4. SMAS瓣;5.皮瓣。

图2-2-28　颧眶动脉(二)

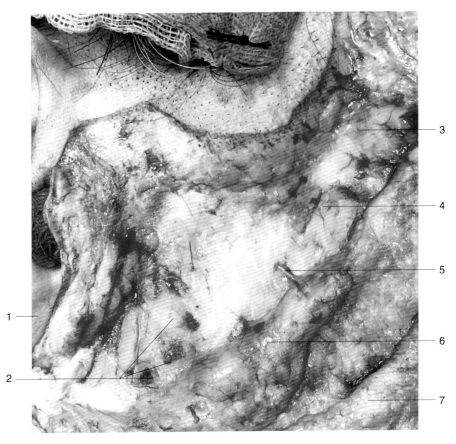

1.耳垂；2.腮腺； 3.颞中筋膜；4.面横动脉与颧眶动脉的交通支；5.面横动脉穿支；6.SMAS瓣；7.皮瓣。

图2-2-29　颧眶动脉（三）

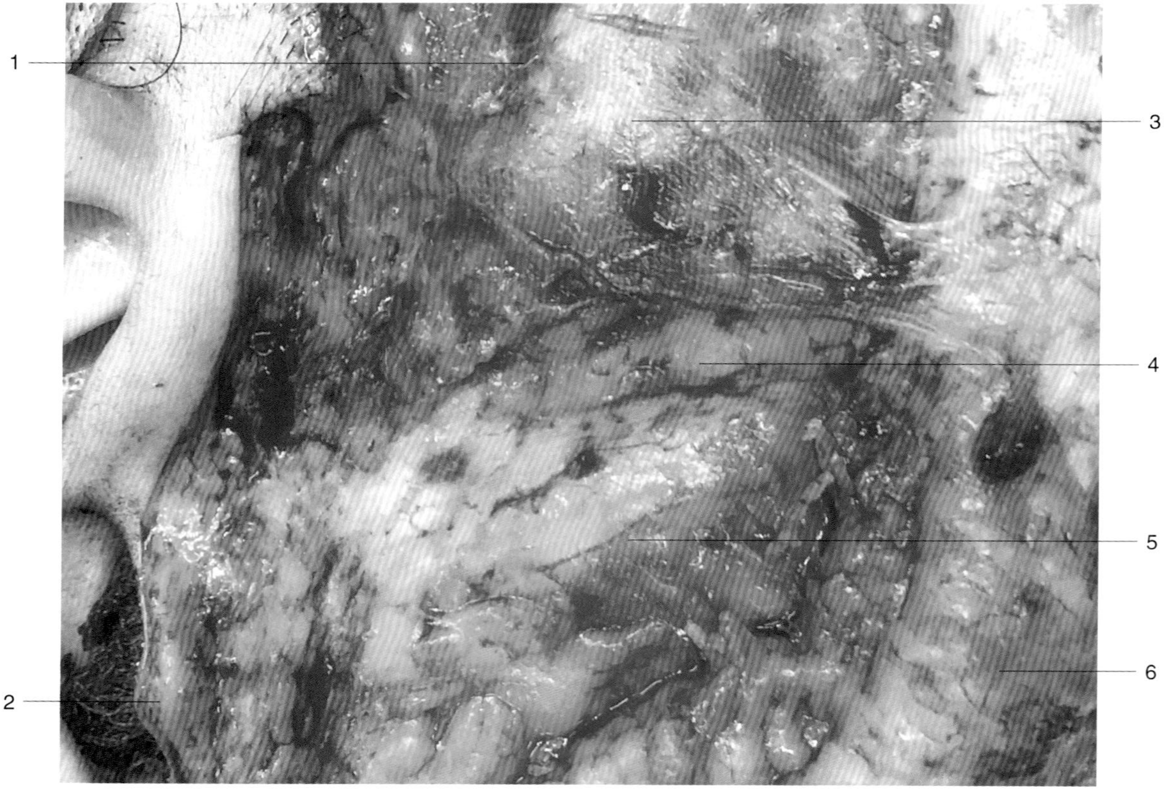

1. 颞浅静脉；2. 耳屏；3. 颞浅筋膜；4. 颞中筋膜；5. 颧眶动脉；6. SMAS 瓣。

图2-2-30　颧眶动脉（四）

SMAS深层离断颧骨皮肤韧带时常见面横动脉穿支（图2-2-31至图2-2-39），单支或双支者常见，三支者偶见。在不以面横动脉为优势血管时，可无面横动脉穿支。SMAS下剥离时尽量保护穿支。

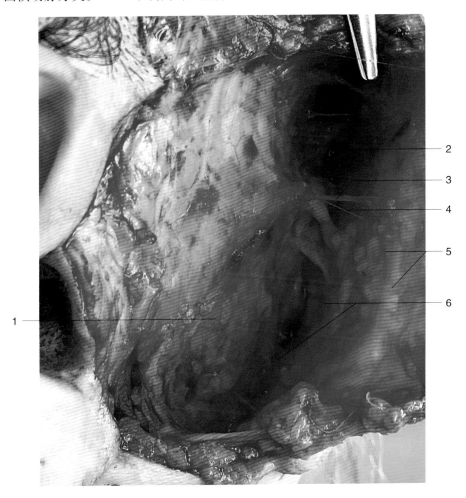

1.腮腺筋膜；2.颧前间隙；3.面横动脉穿支；4.皮神经；5.SMAS瓣；6.咬肌前间隙。

图2-2-31　面横动脉穿支SMAS下段（一）

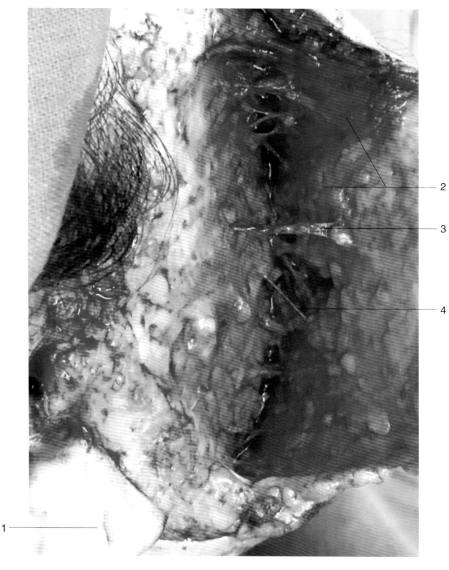

1.耳垂;2. SMAS瓣;3.面横动脉穿支SMAS下段;4.皮神经。

图2-2-32　面横动脉穿支SMAS下段(二)

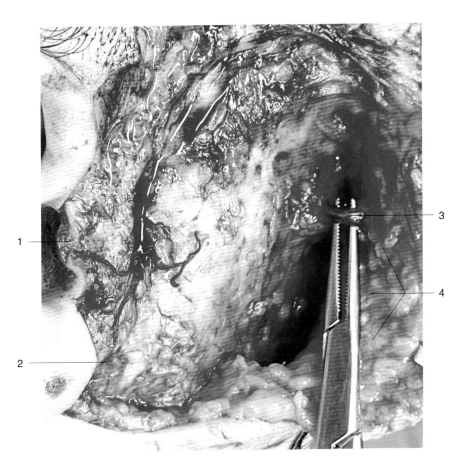

1.耳屏；2.腮腺；3.面横动脉穿支；4.SMAS瓣。

图2-2-33　面横动脉穿支SMAS下段（三）

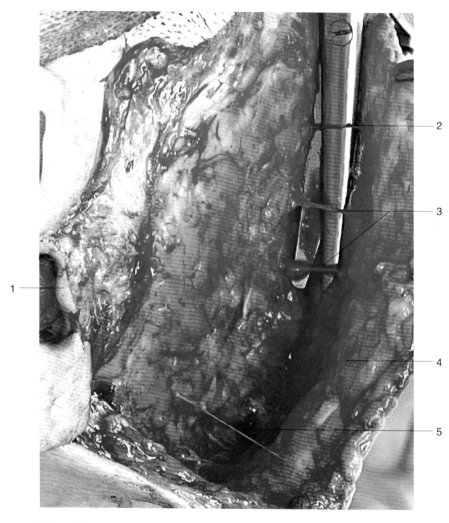

1.耳屏；2.颧眶动脉分支；3.面横动脉穿支（双支）；4.SMAS瓣；5.皮神经。

图2-2-34　面横动脉穿支SMAS下段（四）

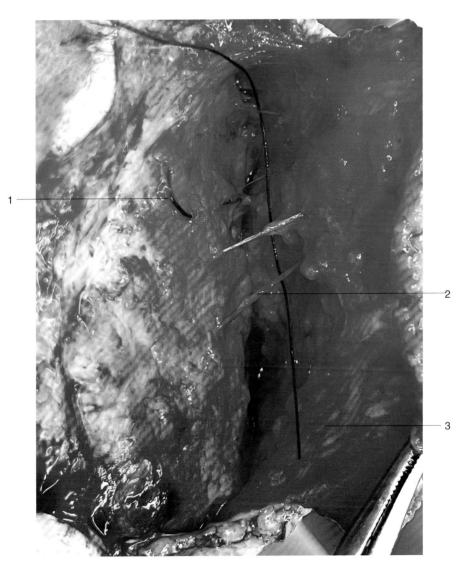

1."线雕"遗留线;2.面横动脉穿支;3.SMAS瓣。

图2-2-35　面横动脉穿支SMAS下段（五）

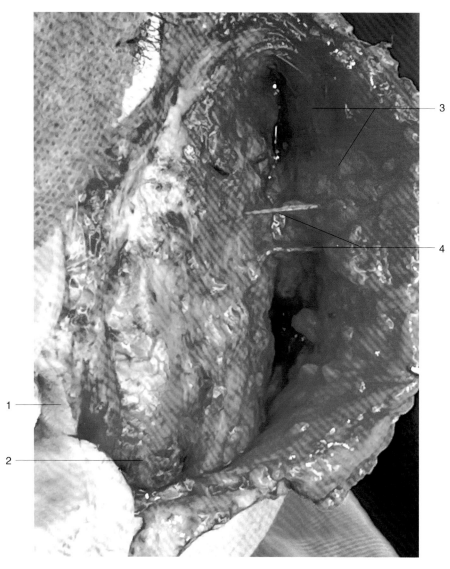

1.耳屏;2.腮腺筋膜;3. SMAS 瓣;4.面横动脉穿支。

图2-2-36　面横动脉穿支SMAS下段(六)

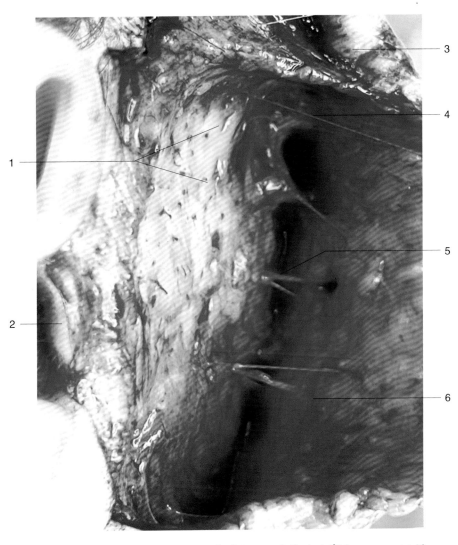

1.颞中筋膜；2.耳屏；3.皮瓣；4.皮神经；5.面横动脉穿支；6.SMAS瓣。

图2-2-37　面横动脉穿支SMAS下段（七）

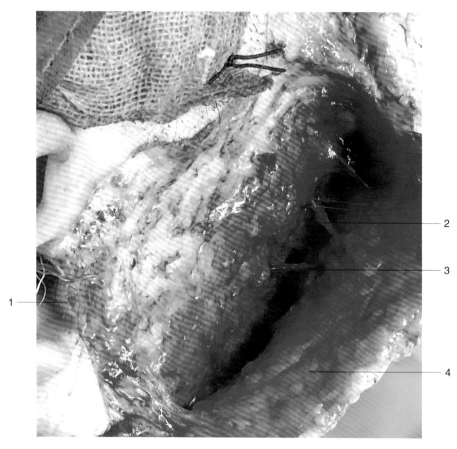

1.耳屏; 2.颧眶动脉分支; 3.面横动脉穿支; 4. SMAS 瓣。

图2-2-38　面横动脉穿支SMAS下段(八)

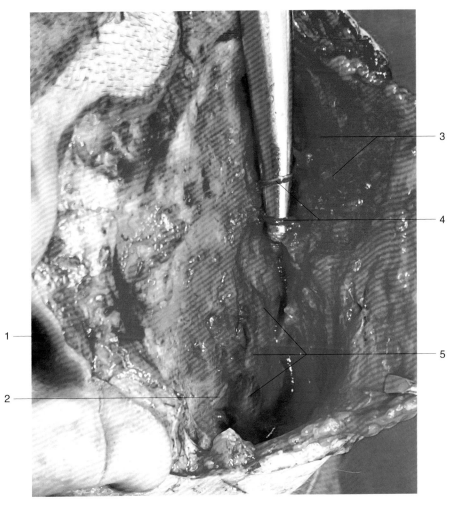

1.耳屏；2.面神经下颊支；3. SMAS 瓣；4.面横动脉穿支；5.咬肌筋膜。

图2-2-39　面横动脉穿支SMAS下段（九）

颈部耳后区皮下剥离过深，暴露粗大的耳大神经主干及其分支（图2-2-40），其位置表浅，易损伤。

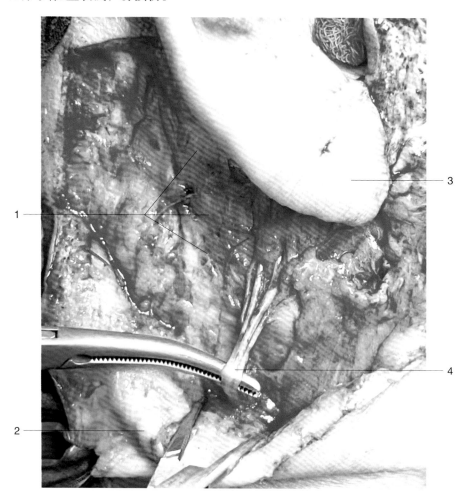

1.胸锁乳突肌筋膜；2.皮瓣；3.耳垂；4.耳大神经。

图2-2-40　耳大神经

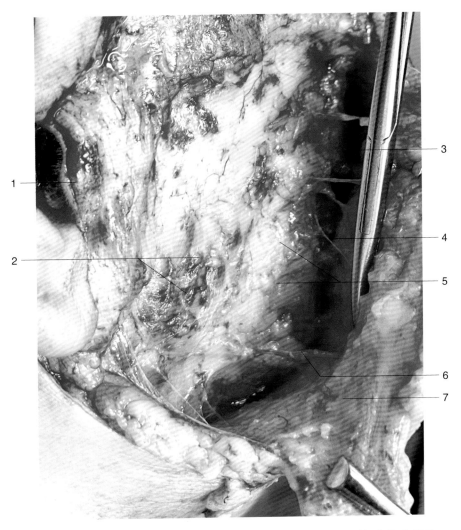

1. 耳屏；2. 腮腺筋膜；3. 面横动脉穿支；4. 皮神经；5. 咬肌筋膜浅面脂肪；
6. 腮腺咬肌区穿动脉；7. SMAS瓣。

图2-2-41 腮腺咬肌区的穿动脉（一）

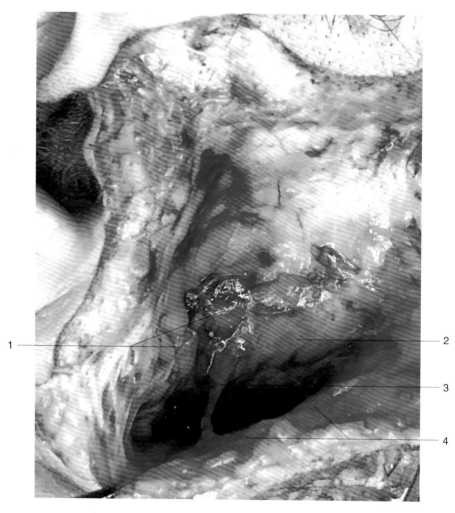

1.腮腺；2.咬肌筋膜；3.腮腺咬肌区穿动脉；4. SMAS 瓣。

图2-2-42 腮腺咬肌区的穿动脉（二）

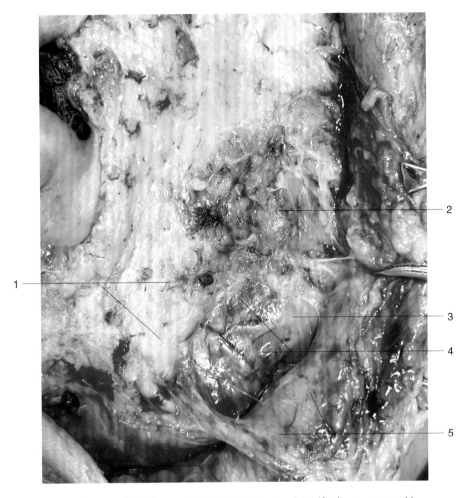

1. 腮腺；2. 副腮腺；3. 咬肌浅面脂肪；4. 咬肌筋膜；5. SMAS瓣。

图2-2-43　腮腺（一）

SMAS深层暴露腮腺组织，前方咬肌筋膜浅面覆盖脂肪组织。

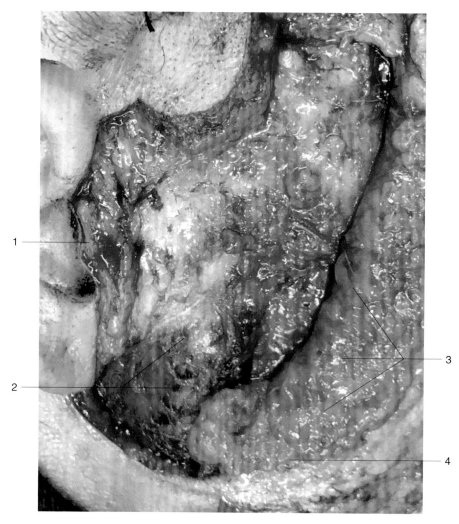

1.耳屏；2.腮腺；3. SMAS瓣；4.皮瓣。

图2-2-44　腮腺（二）

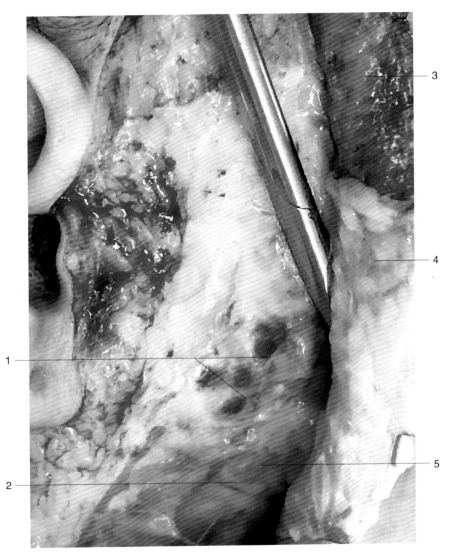

1.副腮腺；2.面神经下颊支；3.皮瓣；4. SMAS瓣；5.咬肌筋膜。

图2-2-45 腮腺（三）

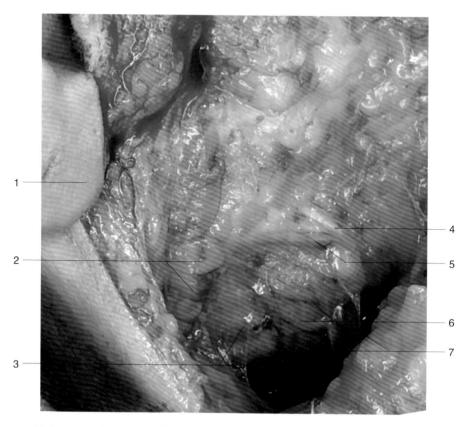

1.耳垂；2.腮腺；3.咬肌筋膜；4.面神经上颊支；5.腮腺导管；6.面神经下颊支；7.咬肌皮肤韧带。

图2-2-46 腮腺导管（一）

咬肌筋膜表面为脂肪组织覆盖，腮腺前缘可见腮腺导管及面神经上、下颊支。

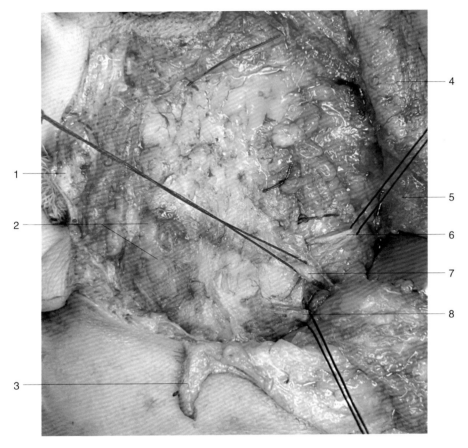

1.耳屏;2.腮腺;3.拟祛除的耳后皮瓣;4.皮瓣; 5. SMAS瓣;6.面神经上颊支;7.腮腺导管; 8.面神经下颊支。

图2-2-47　腮腺导管(二)

SMAS下剥离，可见面神经颞支，神经细小，易损伤。

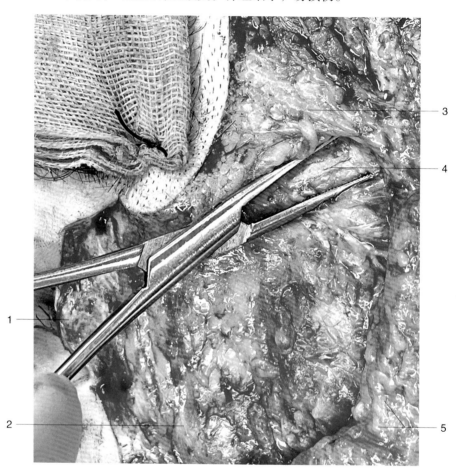

1.耳屏；2.腮腺筋膜；3.颞区皮下组织；4.面神经颞支；5.SMAS瓣。

图2-2-48　面神经颞支(一)

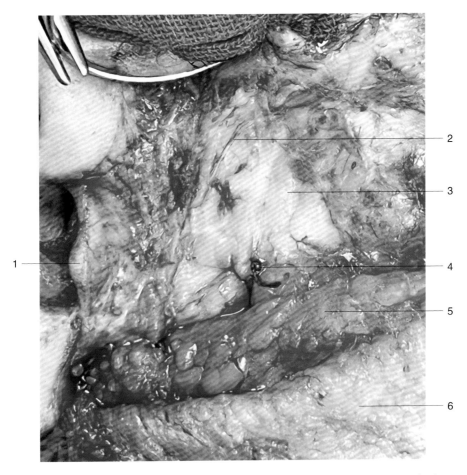

1.耳屏；2.面神经颞支；3.颞中筋膜；4.颧弓悬吊线；5.SMAS瓣；6.皮瓣。

图2-2-49 面神经颞支（二）

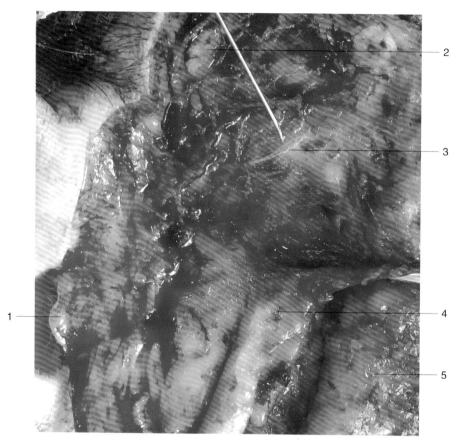

1.耳屏; 2.颞浅筋膜; 3.面神经颞支; 4. SMAS 瓣; 5.皮瓣。

图2-2-50 面神经颞支(三)

SMAS下剥离，颞中筋膜层中可见面神经颞支的分支，位置靠前，支配眼轮匝肌。

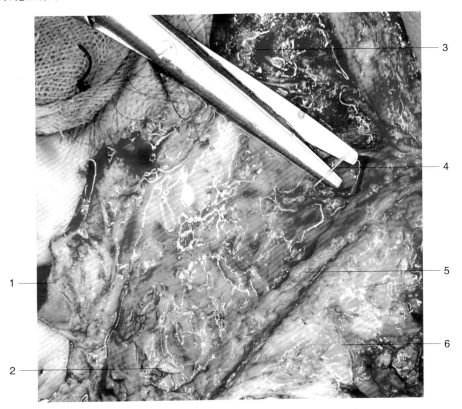

1.耳屏；2.腮腺；3.颞浅筋膜；4.面神经颞支；5. SMAS瓣；6.皮瓣。

图2-2-51　面神经颞支（四）

SMAS深层剥离层次偏深，导致面神经颞支主干及分支外露，损伤风险极大。

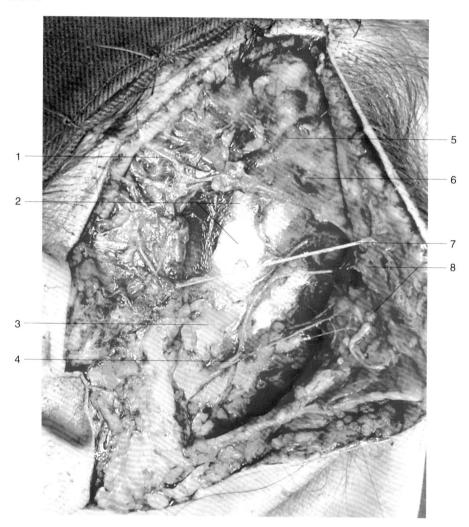

1.颞浅静脉顶支；2.颞深筋膜浅层；3.颞中筋膜；4.面神经颞支；5.颞浅动脉额支；6.颞浅筋膜；7.皮神经；8.SMAS瓣。

图2-2-52　面神经颞支（五）

SMAS深层颧骨皮肤韧带部分离断后可见面神经颧支（图2-2-53至图2-2-54）、面横动脉穿支及皮神经。离断颧骨皮肤韧带时注意保护神经和血管。

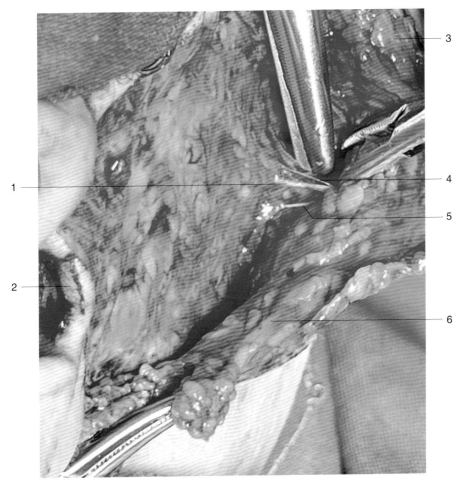

1.面神经颧支；2.耳屏；3.皮瓣；4.皮神经；5.面横动脉穿支；6. SMAS瓣。

图2-2-53　面神经颧支（一）

颧骨皮肤韧带完全离断后可见粗大的面神经颧支。

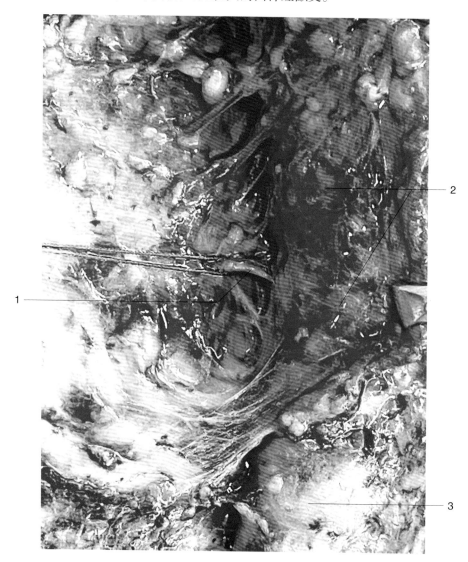

1.面神经颧支；2. SMAS瓣；3.皮瓣（向前翻起）。

图2-2-54　面神经颧支（二）

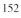

SMAS下剥离，可见面神经颧支、上颊支及伴行的小动脉（图2-2-55至图2-2-56）。

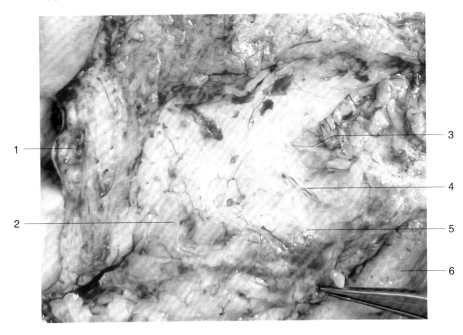

1.耳屏；2.腮腺筋膜；3.面神经颧支；4.面神经上颊支；
5. SMAS瓣；6.皮瓣。

图2-2-55　面神经颧支和颊支（一）

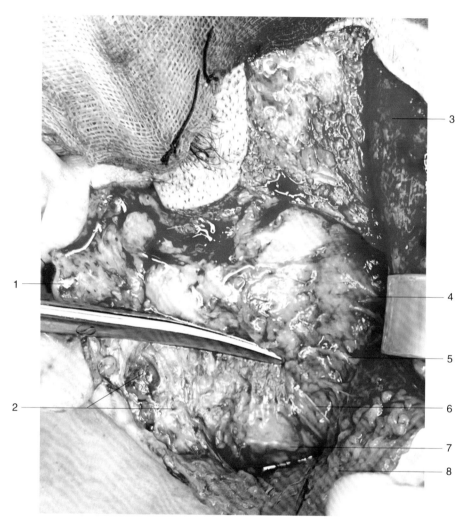

1.耳屏；2.腮腺及腮腺筋膜；3.皮瓣；4.面神经颞支；5.面神经上颊支；
6.皮神经；7.面神经下颊支；8.SMAS瓣。

图2-2-56　面神经颞支和颊支（二）

腮腺筋膜牵拉收紧后，可见粗大的面神经下颊支。需保留咬肌筋膜的完整性（图2-2-57至图2-2-59）。

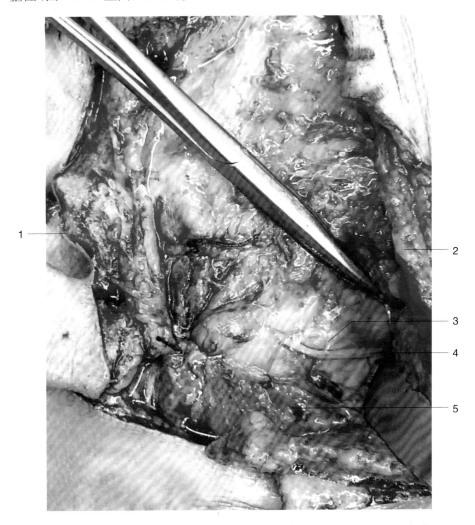

1.耳屏；2. SMAS瓣；3. 颊脂垫颊突；4.面神经下颊支；5. 咬肌筋膜。

图2-2-57　面神经下颊支（一）

腮腺前缘深层暴露两支粗大的面神经下颊支，神经表面有咬肌筋膜覆盖。

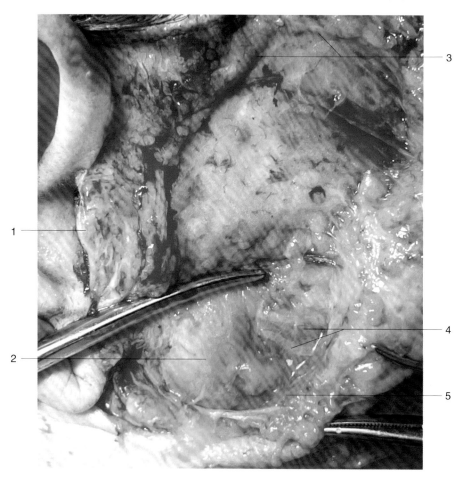

1.耳屏；2.腮腺筋膜；3.超高位SMAS切缘；4.面神经下颊支；5. SMAS瓣。

图2-2-58　面神经下颊支（二）

腮腺前缘可见三支粗大的面神经下颊支。

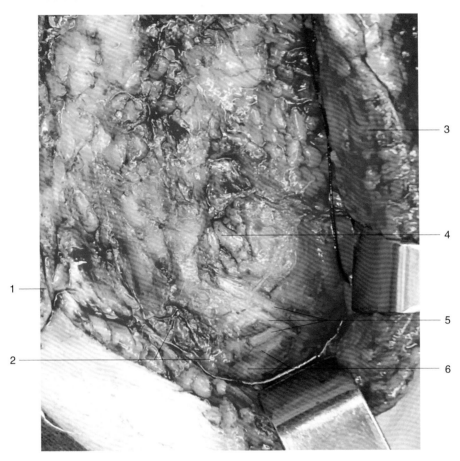

1.耳垂；2.腮腺；3. SMAS 瓣（向前翻起）；4.副腮腺； 5.面神经下颊支；
6.咬肌筋膜。

图2-2-59　面神经下颊支（三）

咬肌筋膜深层穿出的面神经下颊支，走行在颊脂垫颊突表面。

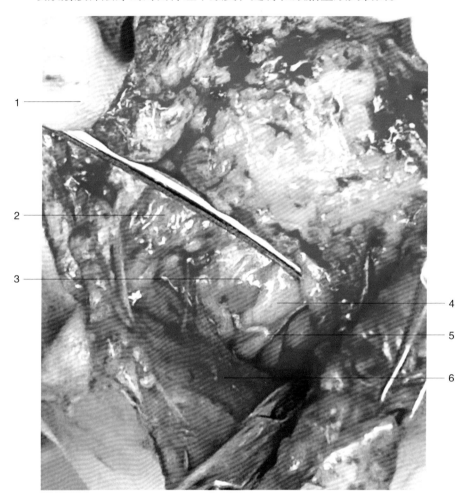

1.耳垂；2.腮腺筋膜；3.咬肌筋膜；4.颊脂垫颊突；5.面神经下颊支；
6. SMAS瓣。

图2-2-60　面神经下颊支与颊脂垫颊突（一）

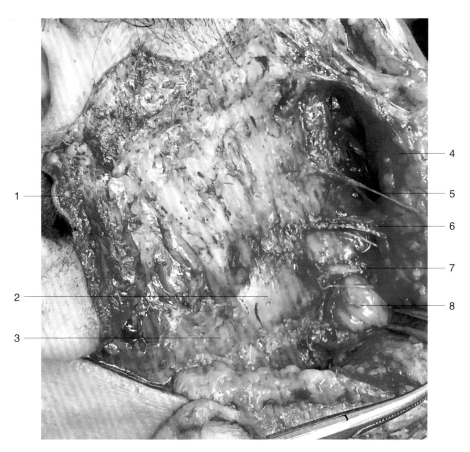

1.耳屏；2.咬肌筋膜浅面脂肪；3.腮腺；4. SMAS瓣； 5. 皮神经；6. 面横动脉穿支；7. 面神经下颊支；8. 颊脂垫颊突。

图2-2-61 面神经下颊支与颊脂垫颊突（二）

咬肌筋膜深面可见数条面神经下颊支及其分支，面神经下颊支主干跨越颊脂垫颊突表面，术中颊脂垫颊突被牵拉至神经的一侧。

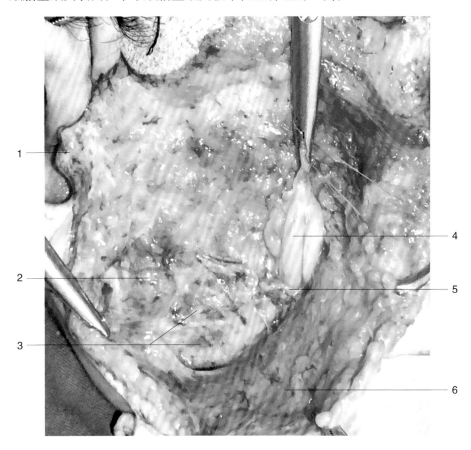

1.耳屏；2.腮腺筋膜；3.咬肌筋膜；4.颊脂垫颊突；5.面神经下颊支；6. SMAS瓣。

图2-2-62　面神经下颊支与颊脂垫颊突（三）

充分暴露SMAS深层腮腺、咬肌，面神经下颊支和颊脂垫茎颊突。颊脂垫茎颊突被牵拉至神经经的一侧。

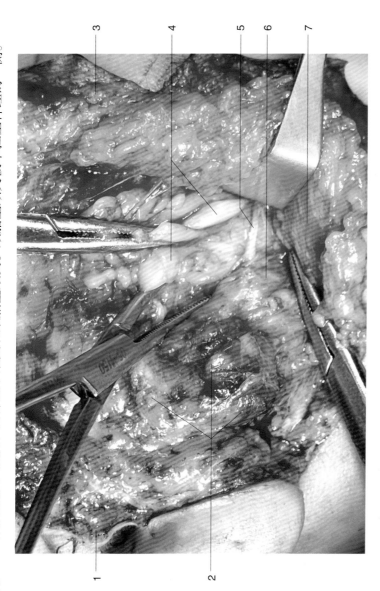

1.耳屏；2.腮腺；3.皮瓣；4.颊脂垫茎颊突；5.面神经下颊支；6.咬肌筋膜；7.SMAS瓣。

图2-2-63　面神经下颊支与颊脂垫茎颊突（四）

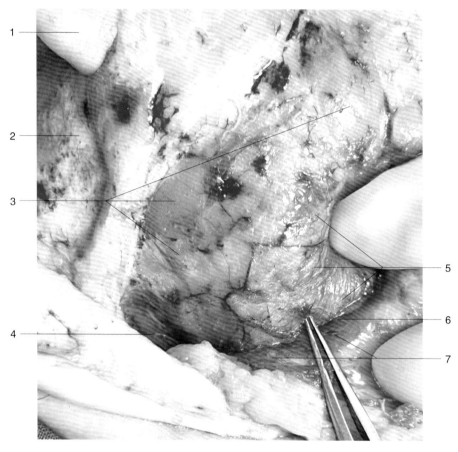

1.耳垂；2.耳后颈部皮下致密区；3.腮腺筋膜；4.皮瓣；5.咬肌筋膜；6.面神经下颌缘支；7.SMAS瓣。

图2-2-64　面神经下颌缘支

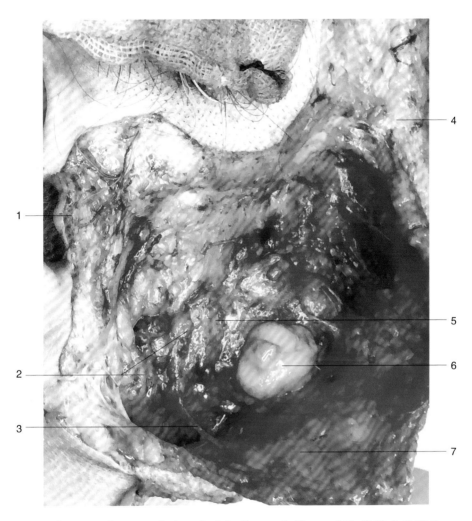

1.耳屏；2.腮腺；3.腮腺咬肌皮肤韧带；4.皮瓣；5.咬肌筋膜浅层脂肪；6.颊脂垫颊突；7.SMAS瓣。

图2-2-65　颊脂垫颊突（一）

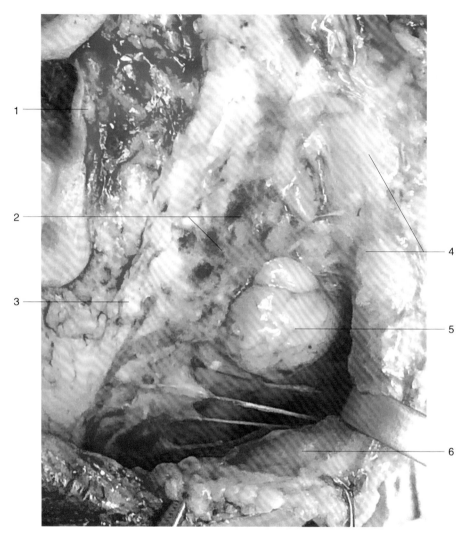

1.耳屏；2.副腮腺；3.腮腺筋膜；4.SMAS瓣；5.颊脂垫颊突；6.颈阔肌瓣。

图2-2-66　颊脂垫颊突(二)

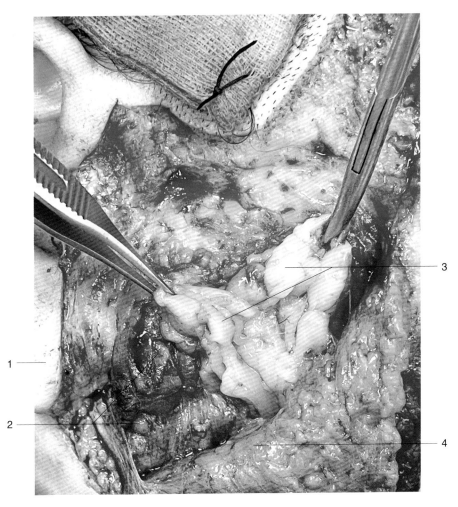

1.耳垂；2.腮腺；3.颊脂垫颊突；4.颈阔肌瓣。

图2-2-67　颊脂垫颊突（三）

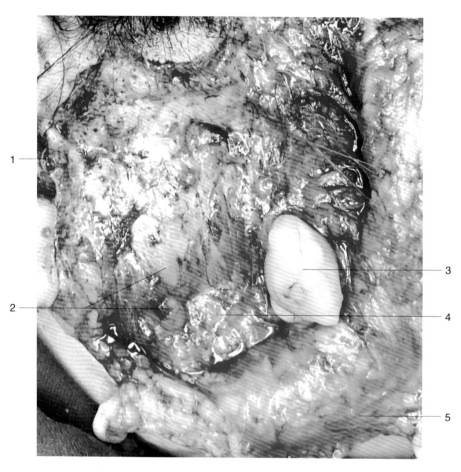

1.耳屏；2.腮腺；3.颊脂垫颊突；4.咬肌筋膜；5. SMAS瓣。

图2-2-68　颊脂垫颊突（四）

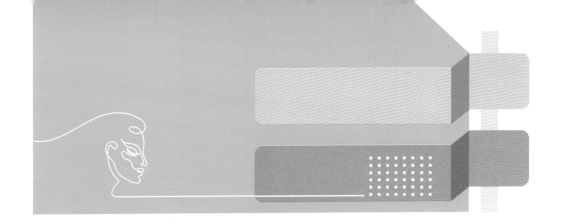

第三节
SMAS 瓣的去除与固定

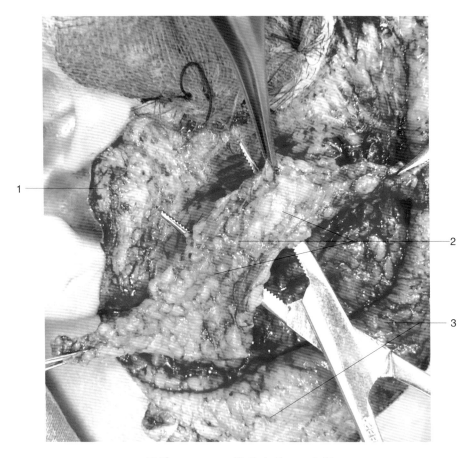

1.耳屏；2.SMAS瓣的去除；3.皮瓣。

图2-3-1　SMAS瓣祛除

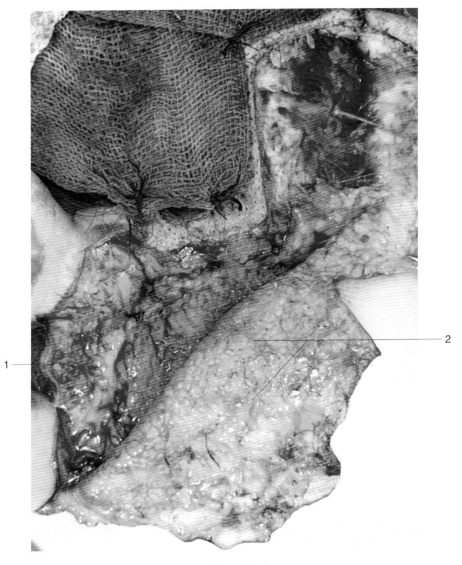

1.耳屏；2.皮瓣。

图2-3-2　SMAS瓣固定

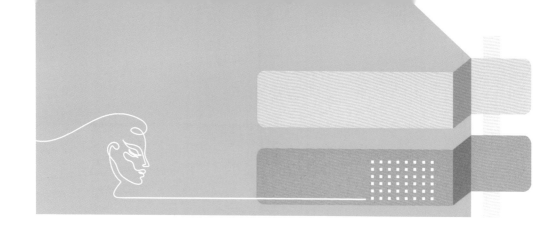

第四节

皮瓣的去除与固定

颞区发际缘切口与耳前切口皮瓣的去除。

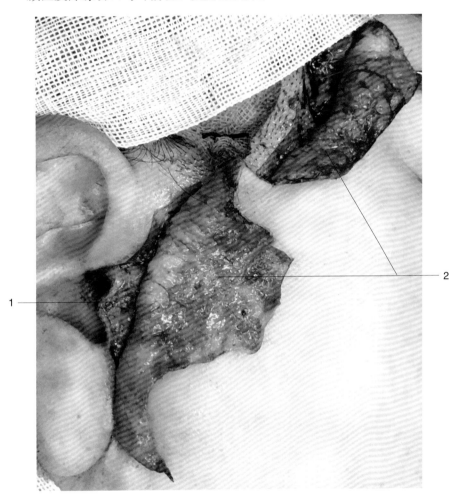

1.耳屏；2.拟去除的皮瓣。

图2-4-1　皮肤瓣固定与去除（一）

颞区发际内切口与耳前切口皮瓣的去除（图2-4-2）。

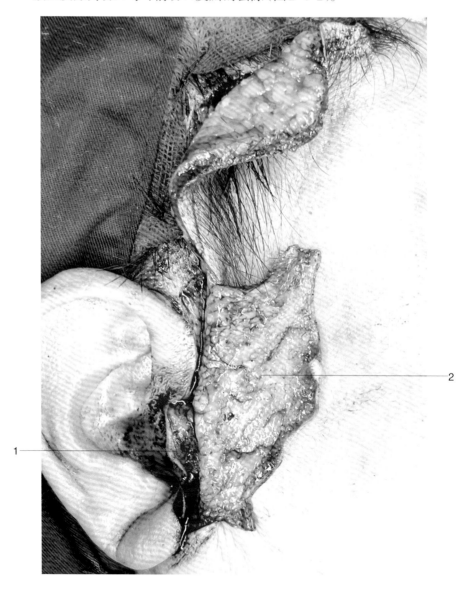

1.耳屏；2.拟去除的皮瓣。

图2-4-2　皮肤瓣固定与去除（二）

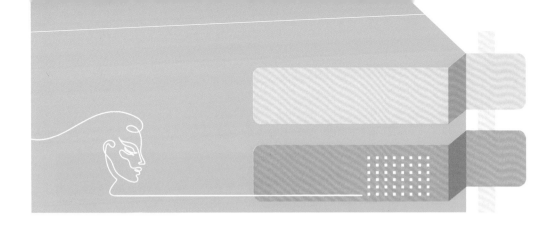

第五节
切口缝合

颞区发际切口缝合如图2-5-1至图2-5-2。

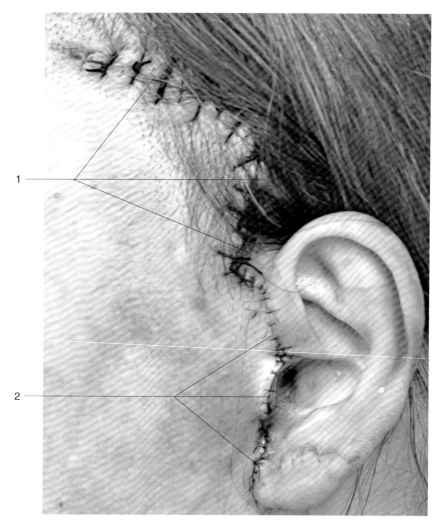

1.发际内切口皮肤缝合；2.耳前切口皮肤缝合。

图2-5-1　颞区发际内切口和耳前切口缝合

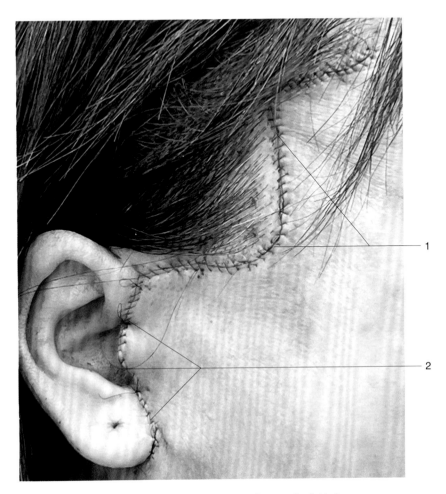

1. 发际缘切口皮肤缝合；2. 耳前切口皮肤缝合。

图2-5-2　颞区发际缘切口和耳前切口缝合

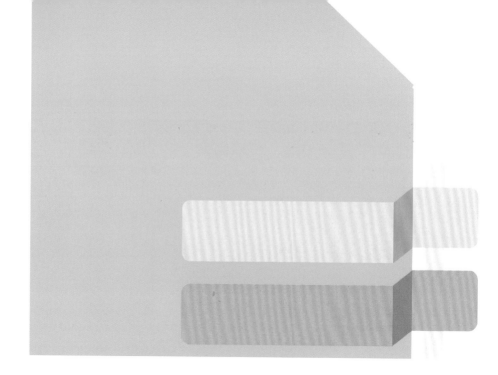

第三章
面部修复手术

二次修复手术，皮下剥离可见广泛瘢痕组织，颧骨皮肤韧带皮下段与皮肤瘢痕粘连（图3-1至图3-4）。

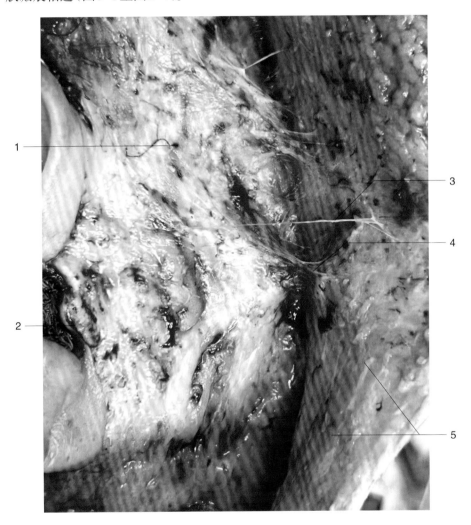

1.颞浅静脉；2.耳屏；3.皮神经；4.颧骨皮肤韧带皮下段瘢痕；5.皮瓣（向前翻开）。

图3-1　颧骨皮肤韧带皮下段瘢痕

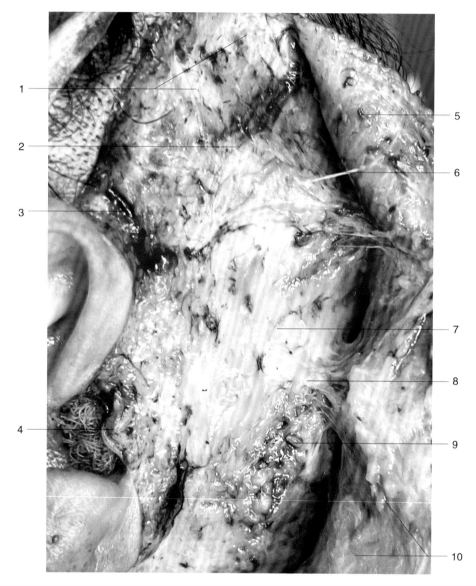

1.颞区皮下瘢痕组织；2.颞浅静脉额支；3.颞浅静脉顶支；4.耳屏；5.皮瓣；6.皮神经；7.颧眶动脉；8.颧骨皮肤韧带SMAS下段；9.副腮腺；10.SMAS瓣（向前翻开）。

图3-2　颧骨皮肤韧带SMAS下段瘢痕（一）

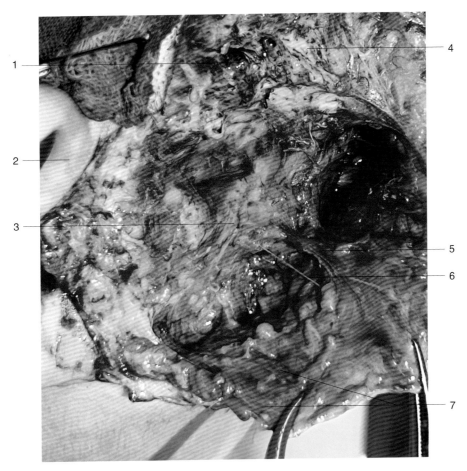

1.遗留线结；2.耳轮；3. SMAS深层瘢痕； 4.颞区皮下瘢痕；5. 颧骨皮肤
韧带SMAS下段瘢痕；6. 皮神经；7. SMAS瓣（向前翻开）。

图3-3　颧骨皮肤韧带SMAS下段瘢痕（二）

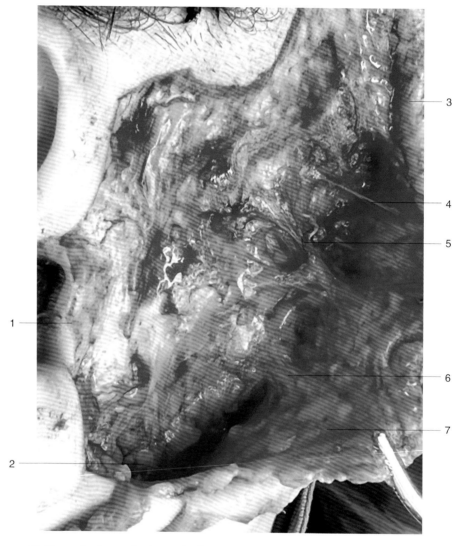

1. 耳屏；2. 腮腺；3. 皮瓣；4. 皮神经；5. 遗留线结；6. 颧骨皮肤韧带SMAS下段瘢痕；7. SMAS瓣。

图3-4　颧骨皮肤韧带SMAS下段瘢痕（三）

SMAS下间隙层，腮腺前缘处暴露瘢痕化的腮腺咬肌皮肤韧带（图3-5至图3-8）。

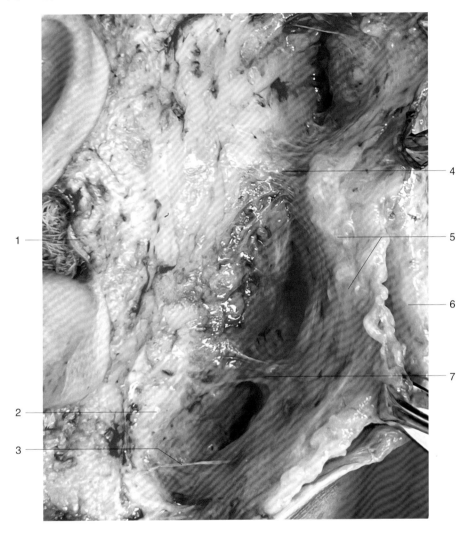

1.耳屏；2.腮腺被膜表面瘢痕组织；3.皮神经；4.颧骨皮肤韧带SMAS下段；5. SMAS瓣（向前翻开）；6.皮瓣；7.腮腺咬肌皮肤韧带瘢痕。

图3-5　腮腺咬肌皮肤韧带瘢痕（一）

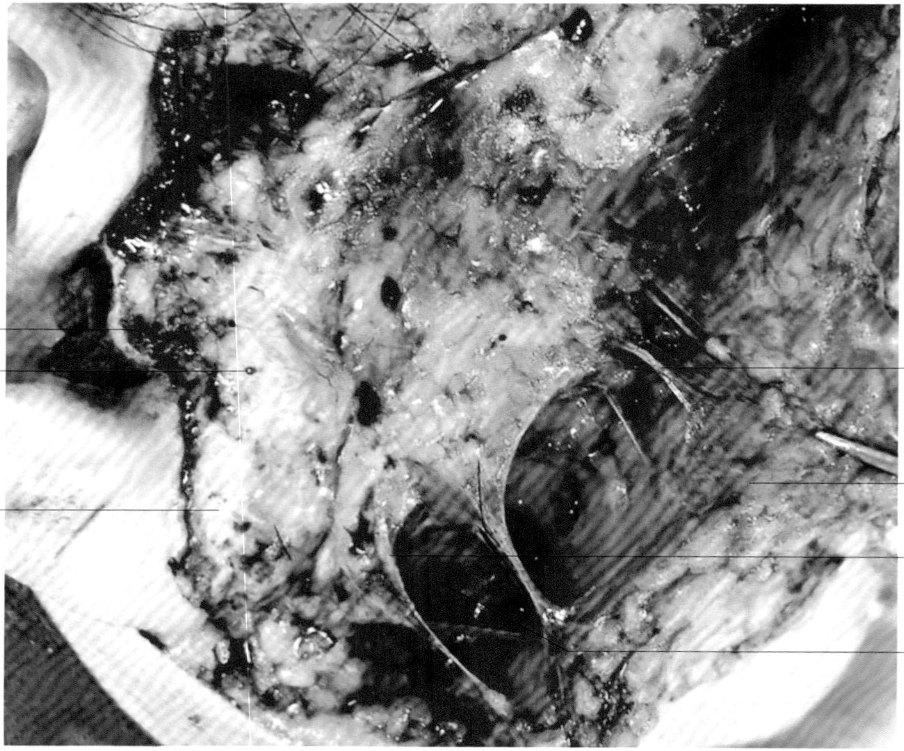

图 3-6 腮腺咬肌皮肤韧带瘢痕（二）

1.耳屏；2.遗留线结瘢痕；3.腮腺被膜瘢痕；4.颧骨皮肤韧带 SMAS 下段；5. SMAS 瓣（向前翻开）；6.腮腺咬肌皮肤韧带瘢痕；7.咬肌筋膜。

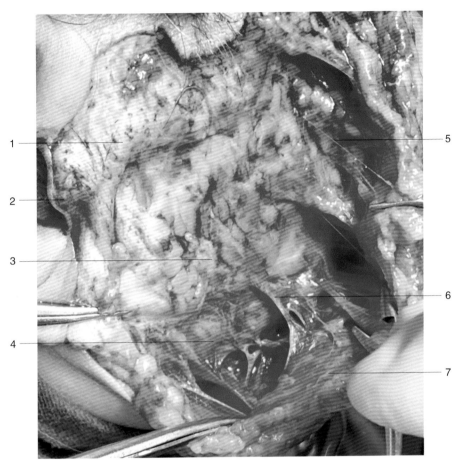

1.耳前皮下瘢痕组织；2.耳屏；3. SMAS下瘢痕组织；4.咬肌筋膜；5.皮神经；6.腮腺咬肌皮肤韧带瘢痕；7. SMAS瓣。

图3-7 腮腺咬肌皮肤韧带瘢痕（三）

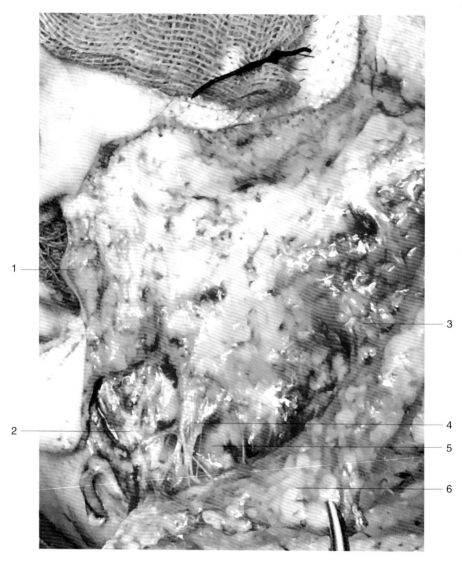

1.耳屏；2.腮腺被膜瘢痕组织；3.颧骨皮肤韧带SMAS下段；4.腮腺咬肌皮肤韧带瘢痕；5.咬肌筋膜；6.SMAS瓣。

图3-8 腮腺咬肌皮肤韧带瘢痕（四）

二次修复手术，暴露面侧区皮下及SMAS下广泛瘢痕，形成SMAS瘢痕瓣（图3-9至图3-12）。因与深层组织层次分辨困难，神经血管损伤风险极大，术中需谨慎。

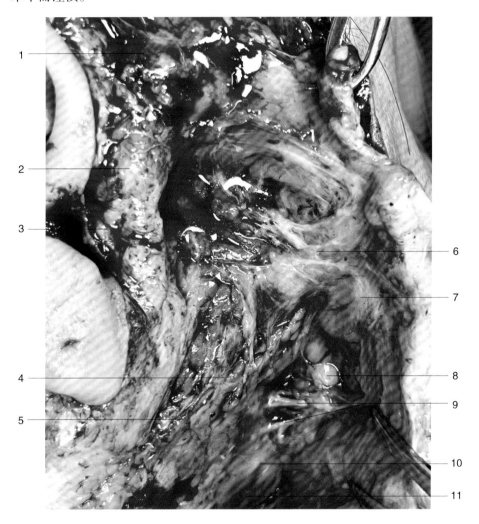

1.颞区皮下瘢痕组织；2.耳前皮下瘢痕组织；3.耳屏；4.腮腺被膜瘢痕；5.腮腺被膜；6.颧骨皮肤韧带SMAS下段瘢痕；7.SMAS筋膜瘢痕瓣；8.颊脂垫颊突；9.面神经下颊支；10.咬肌筋膜；11.咬肌。

图3-9　SMAS瘢痕瓣（一）

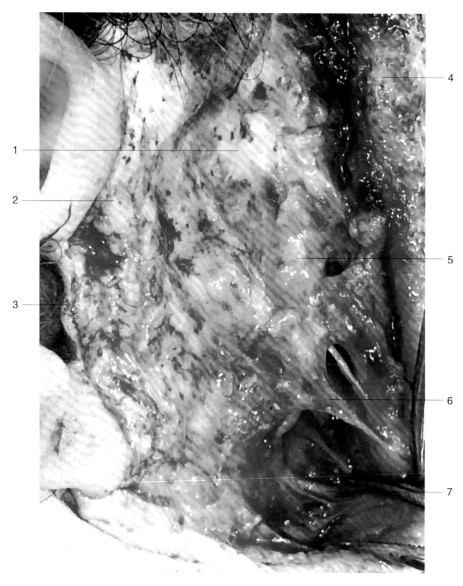

1. SMAS深层瘢痕组织；2.耳前皮下瘢痕组织；3.耳屏；4.皮瓣；5. SMAS
瘢痕瓣；6.腮腺咬肌皮肤韧带瘢痕；7.面神经下颊支。

图3-10 SMAS瘢痕瓣（二）

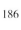

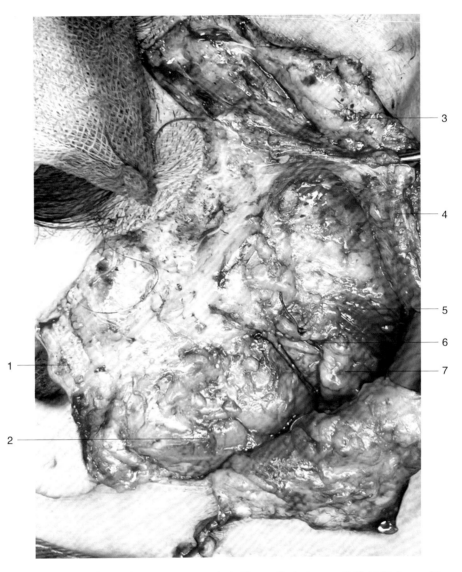

1.耳屏；2.腮腺；3.皮瓣；4.SMAS瘢痕瓣；5.颧大肌；6.面神经颊支；7.颊
脂垫颊突。

图3-11　SMAS瘢痕瓣（三）

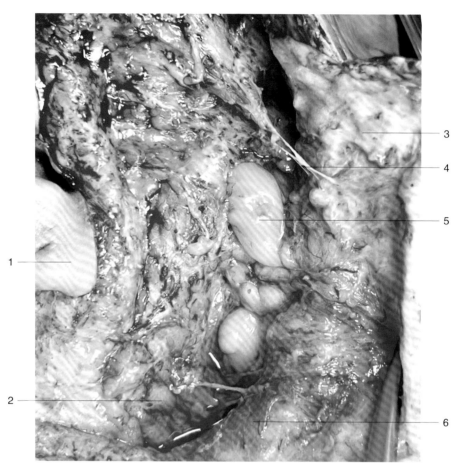

1.耳垂；2.腮腺；3. SMAS瘢痕瓣；4.皮神经；5.颊脂垫颊突；6. SMAS瓣。

图3-12　SMAS瘢痕瓣（四）

二次修复手术，切缘以下可见广泛、厚重的皮下瘢痕组织（图3-13）。掀开SMAS，腮腺表面有瘢痕组织覆盖。颧区可见颧大肌上半段，腮腺导管上、下可见面神经上、下颊支。

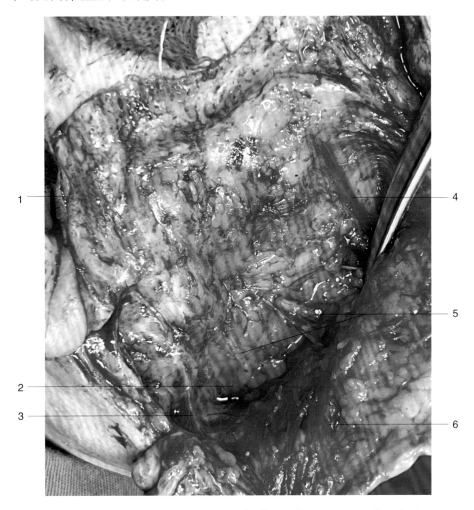

1.耳屏；2.咬肌筋膜；3.腮腺咬肌皮肤韧带；4.颧大肌；5.面神经颊支；6. 颈阔肌瓣。

图3-13　皮下组织瘢痕和腮腺筋膜瘢痕

皮下分离可见少许瘢痕组织，掀开SMAS可见部分腮腺小叶表面瘢痕组织，清晰可见粗大的腮腺导管，其上方为面神经上颊支（图3-14至图3-15）。

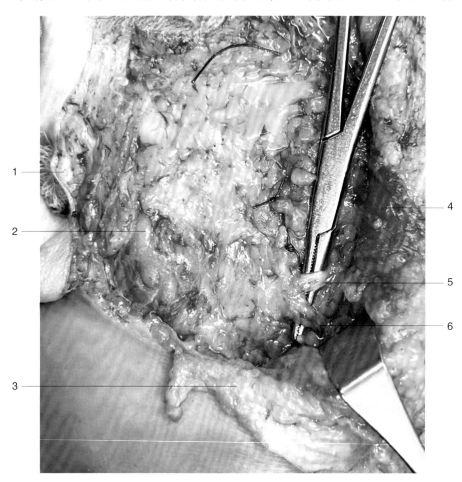

1.耳屏；2.腮腺；3.皮瓣；4. SMAS瓣；5.面神经上颊支；6.腮腺导管。

图3-14　腮腺导管和面神经上颊支（一）

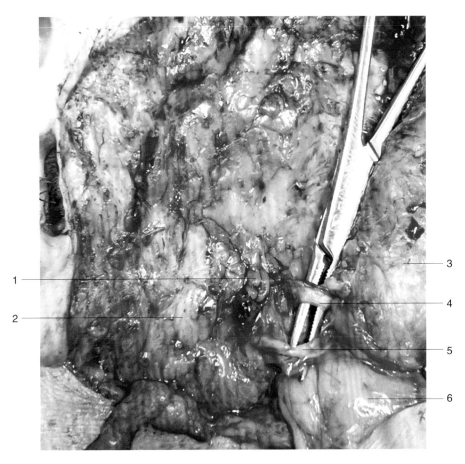

1.副腮腺；2.腮腺被膜瘢痕；3. SMAS瘢痕瓣；4.面神经上颊支；5.腮腺导管；6.颊脂垫颊突。

图3-15　腮腺导管和面神经上颊支(二)

皮下组织层及SMAS下间隙层暴露瘢痕组织。面神经下颊支及伴行动脉横跨颊脂垫颊突（图3-16至图3-17）。

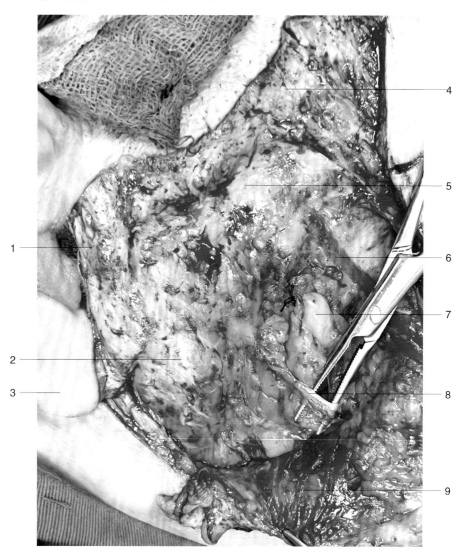

1.耳前皮下瘢痕组织；2.腮腺被膜瘢痕组织；3.耳垂；4.颞区皮下瘢痕组织；5.颞中筋膜；6.颧大肌；7.颊脂垫颊突；8.面神经下颊支及伴行血管；9.SMAS瓣。

图3-16　面神经下颊支（一）

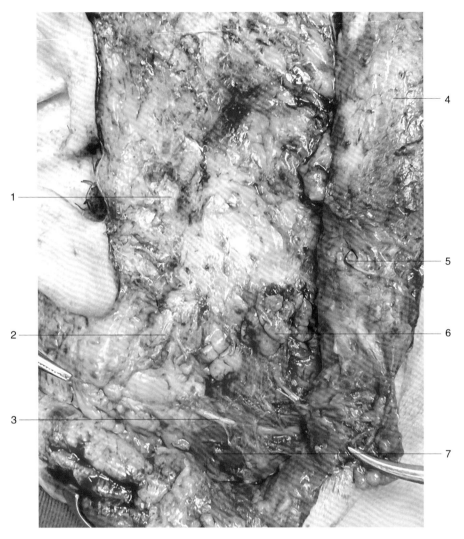

1.耳前皮下瘢痕；2.腮腺被膜瘢痕；3.面神经下颊支；4.皮肤瘢痕瓣；5.遗留线结瘢痕；6.副腮腺；7.咬肌。

图3-17　腮腺导管和面神经上颊支（二）

附　录

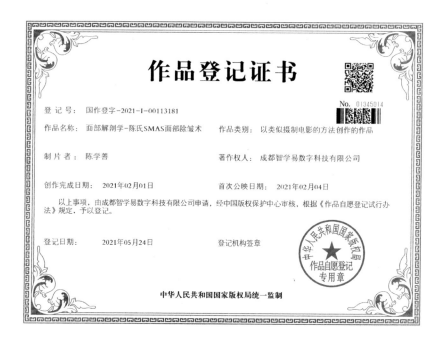

作品登记证书

No. 01345014

登记号：　国作登字-2021-I-00113181

作品名称：　面部解剖学-陈氏SMAS面部除皱术　　作品类别：　以类似摄制电影的方法创作的作品

制片者：　陈学善　　　　　　　　　　　　著作权人：　成都智学易数字科技有限公司

创作完成日期：　2021年02月01日　　　　首次公映日期：　2021年02月04日

　　以上事项，由成都智学易数字科技有限公司申请，经中国版权保护中心审核，根据《作品自愿登记试行办法》规定，予以登记。

登记日期：　2021年05月24日　　　　　登记机构签章

中华人民共和国国家版权局

作品自愿登记专用章

中华人民共和国国家版权局统一监制

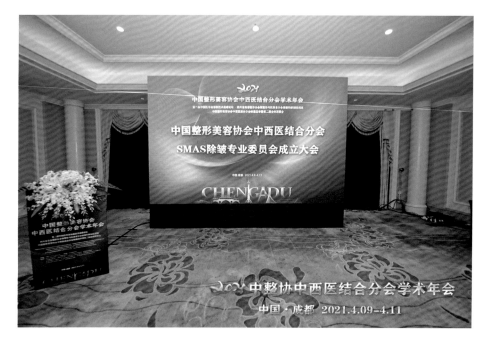

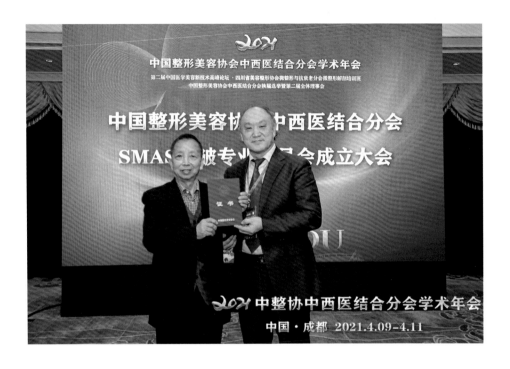

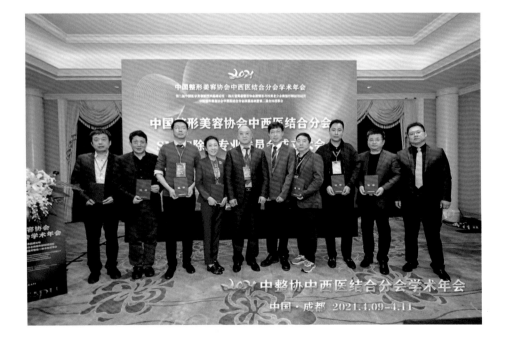

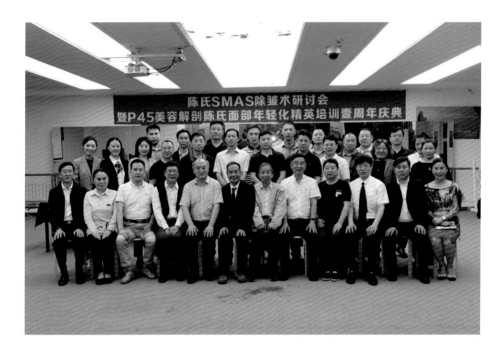

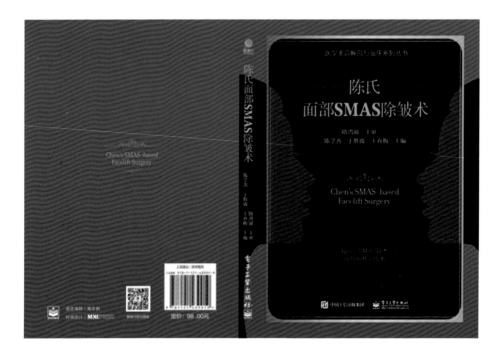

后 记

"不积跬步，无以至千里；不积小流，无以成江海。"

记得2005年，刚刚走出河北医科大学校园时，毅然决然地将解剖学选定为自己终生奋斗的专业，希望在长期不断的学习和积累中，为解剖学的传承贡献自己微薄的力量。转眼间，十七个春秋，记录着人体每一个神经血管的来源与去向；记录着每一个神经血管的位置与层次；记录着每一个神经血管的变异……

记得2019年，与陈学善教授一起进行学术讨论，第一次观摩SMAS除皱术，从局部麻醉到切口设计，从皮下剥离到SMAS下剥离，从避开血管防止出血到保护神经避免损伤，在每一平方厘米狭小的范围内，都尽可能地做到最精细、最完善。

"学以致用，知行并进。"

解剖学是外科学的基础，只有夯实基础才能提高手术技术，解剖时做到"眼里有"，手术时才能达到"心里有"。

让刻苦成为习惯，用汗水浇灌未来。

李菲菲

2023年7月3日

大连·柏林水郡